JN017019

異次元のデトックスサバイバル

体内毒を抜き続ける唯一無二の方法

病い、不調、救える命はこれで救え?!

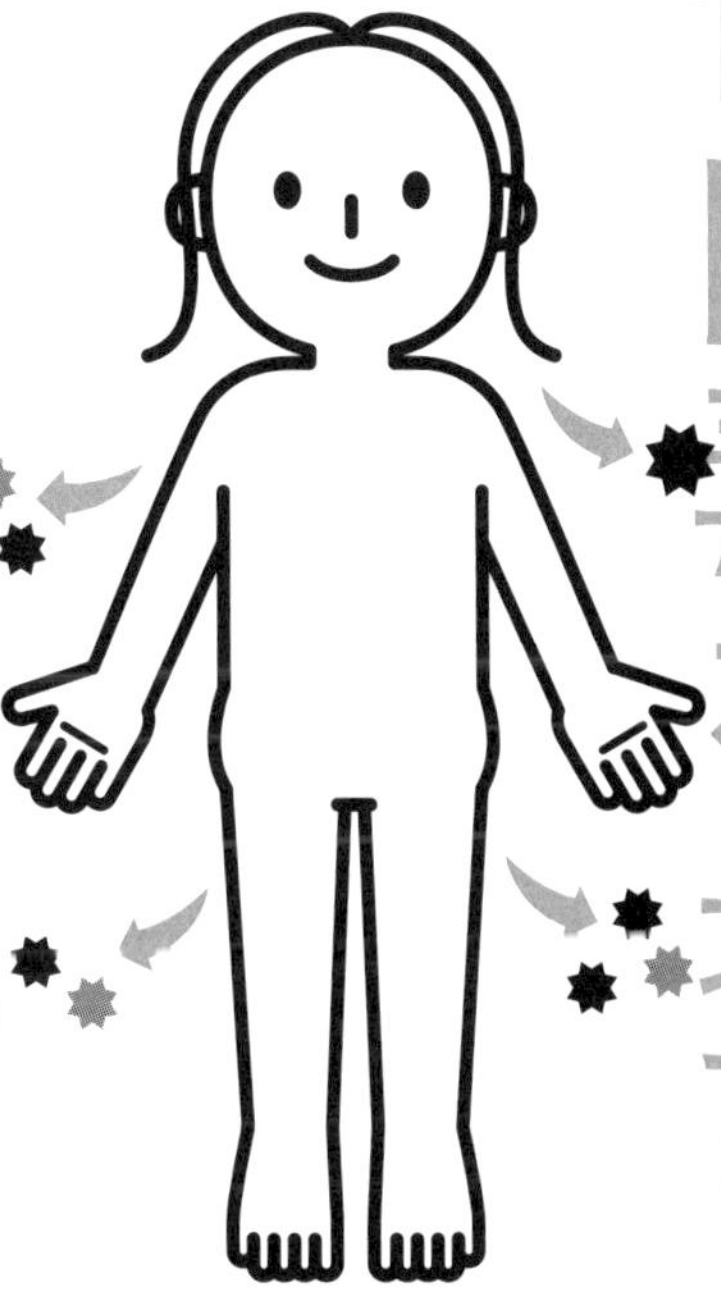

坂の上零

ヒカルランド取材班

[取材先]

田中豊彦

BOSS

細川博司

本部千博

ヒカルランド

はじめに

「坂の上零のホンモノ発見」シリーズ。このシリーズも注目されるようになって、ここで紹介したホンモノたちや製品や技術は、その後、ブレイクしたり、ヒットしたり、売れるにようになっております。例えば、プラズマパルサー、プラズマAIASは、あの本をきっかけに広がっていきました。

「ホンモノ発見」シリーズは、坂の上零が勝手に、いろいろな人物、製品、技術など、「これはホンモノだ」「これはすごいぞ」というものを発掘してきて、それをいち早く世の中にお知らせするというものです。そして、人もプロデュースしますけれども、技術や製品、本当に世の中のためになるものを広げていこうということで始まっております。

今までは技術者、社長、政治家の方に出ていただきましたが、きょうはちょっと異色のホンモノの方をご紹介したいと思います。きょうの対談で何が得られるのか、何を皆さんにお持ち帰りいただけるのか、そして、書籍を読まれる方は、この書籍を通して何を得られるのか、どんなメリットを得られるのかということを先につらつらと述べさせていただきます。

新しい製品が出て、今まで治すことができなかった不治の病や難病にも希望をもたらす可能性が大いに出てきました。その開発秘話や成分についても掘り下げていきます。また、それによって無病化できる可能性が出てきた。もちろんできないこともあります。例えば、遺伝性のものとかは治らない人は治りません。

しかし、今、病で苦しんでおられる方、ワクチン後遺症で苦しんでおられる方、ワクチンを打ったがために免疫が下がってターボがんがかなり発生していますけれども、こういった方々にも朗報です。まだ間に合うかもしれない命、今の医療、医学がもうムリだと諦めた命を救うことができるかもしれないという内容でございます。

我が国はパンデミック条約に加盟しています。そのパンデミック条約が2024年5月ぐらいに施行されると思います。その場合、酸化グラフェンが40倍、50倍も入っているレプリコンというワクチンを打たされる可能性が出てきました。

もちろん私は拒否したいと思っておりますが、もう既に食やいろいろなものにワクチンの成分が入れられています。家畜小屋に空中散布されて、卵や家畜の肉にも入っています。農薬、重金属、酸化グラフェンやチップは、残念なことにワクチンを打っていなくても我々の体内に入ってきてしまう時代と社会になりました。ですから、解毒（デトックス）をちゃんとすることは必須です。

きょうはそのデトックスのきわみをお話ししたいと思います。すばらしい成分なのですが、ただ、きのうやきょうできたわけではありません。研究に研究を重ねて、エジソンのごとく10回も20回も100回も失敗して、そのたびにおカネをドブに捨てて、それでも開発してきたものです。この製品があなたの手に届くまでに、多くの人たちの汗と涙と苦労と投資、それでも諦めずに闘ってきた物語があります。その成分が今、グローイングリッチ社で「コンドリ」という製品になっています。

開発秘話や、開発者たち、研究者たちの思い、それまでの歴史や経緯にも触れていきます。また、グローイングリッチ社の創業者、田中豊彦がどんな人生を歩んできたのか。どのような経緯でGセラミクスという成分を製品にして出すことになったのか。こういったところを対談で詳しく明かしていきたいと思います。

坂の上零

目次

第二章

グロースさせる天才BOSSはなぜこの商品に惚れ込んだのか!? その成り上がりライフストーリーを語る！

第三章 ワクチンにも対抗⁉ 世界の無病化も目指せる⁉ 人類史上なかったGセラミクスの奇跡の成分について‼

第四章 説明の天才BOSSによるGセラミクス集中講義

第2部　これが生き延びるために超えなくてはならない問題点⁉　あなたならどうする⁉

第五章　ワクチンと産婦人科医が障害者をつくってきた⁉
——ほんべ医師と細川医師へのインタビュー

第六章　質疑応答篇（購読者へのプレゼント）

カバーデザイン　重原　隆
校正　麦秋アートセンター
本文仮名書体　文麗仮名（キャップス）

第1部

生き延びよ日本人！
大逆転はここから始まる!!

第1部は、2024年1月7日に開催された
「セミナー講演会」の収録をまとめたものです。

第一章

最高の製品を生みだした創業の天才・田中豊彦の人生の背景に迫る

経営者BOSS、熱狂の人生を走る！

坂の上零　では、ご登場いただきます。グローイングリッチ社会長、田中豊彦。そして、BOSS。ニックネームですみませんが、「BOSS」としか言えません。よろしくお願いいたします。（拍手）

簡単な自己紹介をお願いできますでしょうか。

田中豊彦　グローイングリッチ社の田中と申します。きのうまで熱が出ておりまして、ずっと寝込んでいました。きょうはフラフラ状態で来ておりますが、脳みそは何とか動くみたいなので、異色の田中と申しますが、よろしくお願いします。

BOSS　通称「BOSS」と呼ばれております。年齢は58歳で、新宿で会社を2つ経営しています。もともと事業を5つぐらいやっています。坂の上零さんとは長いつき合いなのですが、初めてこういった企画に参加させていただきました。どうなることか、僕自身が一番不安です。

坂の上　大丈夫です。プロですから、ちゃんとリードしていきます。

私から簡単に補足させていただきます。BOSSはカーレーサーだったんですよね。

BOSS　元レーシングドライバーです。

坂の上　カーコレクターでもあるのですね。車は何台所有されていますか。

BOSS　15台ぐらいです。

坂の上　田中さんもカーレーサーですよね。

田中　僕はプロではなくて、素人のレーサーです。

坂の上　2人ともカーレーサーという共通点があるんですね。

田中豊彦のどん底と試練

坂の上　では、田中豊彦の人生と今までの歩みについて、今から対談していきたいと思います。

今まで「ホンモノ発見」シリーズに登場された方々は、医者や開発者、技術者など、結構な天才君だったり、暴走族上がりで風俗店を経営していて、今はＩＴ

会社の社長になっている人もいます。夜の帝王から、なぜＩＴ会社の社長になったのか。そこにはおもしろい紆余曲折がありました。田中豊彦の人生もそれに匹敵するような、紆余曲折で浮き沈みの多い人生だったと思います。

冒頭に私が着目したいのは、何がその人物を強くしたのか、何がその人物を魅力的にしていったのか、何がその人物の思想や生き方の背骨をつくったのかということです。どれだけ学んでも、どれだけ頭がよくても、どれだけいい大学を出ても、どれだけ博士号を取ってキラキラのメダルをいっぱい持っていても、そんなことで成功はしません。本当に成功する人は胆力があります。その胆力、情熱はどこから来るのか。本当に人間の価値がわかるのは、その人がどん底に落ちたときです。どん底の中から何を学び、どういう考え方になって、どのように心機一転したのか。そこに人生のだいご味があるし、その人間の魅力になるのだと思います。

もちろん楽しむことは大事です。苦しめと言っているわけではありません。でも、ただハッピーだっただけの人からは、本当の魅力や強さ、胆力は生まれません。やはり人間を強くするもの、魅力的にするもの、ヒーローにするものは、悔しさ、苦しみ、悲しさ、失敗といった、どん底の経験です。

田中豊彦の人生を語っていただくに際して、彼の人生にも、きっとどん底があって、大変な試練もあったでしょう。それをどのように乗り越えたのか。そこから何を学んだのか。そこで何に気づき、何を悟ったのか。そして、そこでどんな自分であろうと決めたのか。きょうは彼の深層部にメスを入れて、そういったことをお聞きしたいと思います。

田中　僕はすごいジェットコースター人生で生きております。

幼少期：楽しければ人生最高

坂の上　では、幼少期のころからお伺いします。

田中　子どものころを思い浮かべますと、多分、人よりも好奇心は旺盛だったと思います。とにかく遊ぶのが好きで、友達をつくるのも好きでした。

坂の上　泥んこになって、夜まで帰ってこなさそうな感じです。

田中　そこはしっかり帰っていました。意外と根は真面目で、本当の悪さはしなかったですね。どちらかというと、小学校のころはいじめっ子が許せなくて、いじめられている子を助けるほうに自然に回っていました。

坂の上　正義感が強いというか、見て見ぬふりができなかったんでしょうね。子どものころの性格は、その人の持っている資質というか、本質的なところを丸出しにします。「弱い者をいじめているやつが許せない」という気持ちが強い少年だったんですね。

子どものときに憧れたものはありますか。

田中　ほとんどなかったです。楽しければいいという感じでした。

坂の上　何をしていたときが楽しかったですか。

田中　やっぱり友達と遊んでいるときが楽しかったです。小学校4年のときにブラスバンドに参加して小太鼓をやっていたんですけど、楽器がしまってある体育館のステージの袖に自由に出入りできたので、そこに秘密基地をつくったり。

坂の上　私もよくやっていました。（笑）

田中　そこにお菓子を持ち込んで、「みんな来いよ」と言って一緒に食べたりしていました。

坂の上　やんちゃだったけれども、規律はちゃんと守っていたんですね。

田中　我々の時代は、みんなややんちゃだったと思います。自分たちで考えて、自分たちで遊ぼうよという感じでした。

坂の上　おもちゃがそれほどたくさんあるわけではないけど、楽しく遊んでいた。それがクリエイティブさにつながっていくのかなと思います。

娘さんをください：返り討ちにあう

坂の上　ちょっと込み入ったこと聞きますけれども、お母様はどんな方だったんですか。

田中　実は、うちのおやじは九州の福岡出身で、おふくろは北海道の名寄《なよろ》出身です。名寄は冬はマイナス20度になるようなところで、自衛隊の名寄駐屯地があって、そこに父がいたんです。父はどうやらナイトクラブとかダンスクラブのようなところで母をナンパして、駆け落ちして、浅草の近くの三ノ輪で僕が生まれたのです。

坂の上　駆け落ちということは親から反対されたんですね。私の父親も、母親にプロポーズしたときにおばあちゃんに上から水をかけられて「帰れ」と言われたそうです。(笑)

田中　父もイケイケですから、九州から出てきた兄弟たちと一緒にビジネスを始めたんです。当時、ワニの革とかヘビの革、象の革でハンドバッグとか草履をつくって、それがバカ売れしていました。若いころに1日200万円も300万円も売り上げがあるものだから、おやじは結構真面目なんですけど、兄弟連中が競馬とキャバレーに狂って、手形を乱発して会社をぶっ飛ばしたんです。

坂の上　周りにろくでもない人がいると、そういうことになりますね。

田中　おふくろは私と妹を養うためにキャバレー勤めを始めました。一時期、浅草にもキャバレーがあったんです。僕はそんな母親をずっと見てきました。

坂の上　そのとき田中さんは何歳ぐらいでしたか。

田中　小学校4年生、5年生のころです。

坂の上　それまでは何でも買ってもらえていたのに、ガラリと変わったんじゃないですか。

田中　いいときの記憶はあまりありません。多分、本当に小さいころだったのでしょう。一時期、ビルやモーターボートを持っていたことが記憶にある程度です。小学校に入ってからは会社がおかしくなっていて、アパートに住んでいましたから。

坂の上　いいときのことは覚えていなくて、お母さんとお父さんが苦労しているところを見て育ったんですね。そのとき、ご家庭の雰囲気はどんな状態でしたか。

田中　おふくろとおやじがけんかすることはたまにありましたけど、雰囲気はそんなに悪くなかったです。貧乏は貧乏だったんですけど、何せおふくろが頑張ってくれていたせいか、貧乏と感じないぐらいの生活はさせてもらっていました。

坂の上　ちゃんと食べさせてもらって、服も着させてもらって。すばらしいですね。何だかんだで結局、最後はお母さんというか。

男性は種をつけただけで、自分は妊娠していないし、自分で産んでいないから、子どもが生まれてもあまり実感が湧かなくて、自分が父親だという実感は子育てをする中で生まれてくるのだそうです。だけど、女の人は初めから自分のおなかの中で子どもが大きくなっていく。私も経験していますけれども、出産して自分の赤ちゃんを抱いたとき、お乳をあげたときは、女にとってあれほどの幸せはないんです。私もキャリア一筋、仕事一筋で生きてきましたけれども、そんな私でも、女の一番の幸せは子どもを産んで育てることだと思います。女性はその瞬間に、子どもに対して愛の塊になってしまう。大体の人は、その子がどうであれ、自分を犠牲にすることさえいとわない。女性の愛情は、狭いかもしれないけど深いのです。男性もそうなんでしょうけれども、深さという意味では、母親のほうが子どもへの愛情がより深いのかなと思います。

それが決定的なのが、例えば重度の障害児が生まれたときです。もちろん逃げないで一生懸命頑張って育てていらっしゃるご夫妻もいっぱいいますけれども、あまりにも大変で、途中でつらくなって逃げていくのは大体父親のほうです。最後まで頑張って面倒を見るのは圧倒的に女性なんです。ここで愛情の深さが出るわけです。

田中さんは、お母様の支えもあって、貧しいけれども、ちゃんとした暮らしで育ってきた。男の人はお母様の影響が大で、お母様への思い、そしてお母様から受けた影響がきっとあると思います。それをお聞かせいただけますか。

田中　めちゃくちゃ影響は大きいですね。実は、小学校6年のときに、おふくろはおやじとけんかして、「もうこんな生活、嫌だ」と言って、家を出て北海道に帰ってしまったことがあったんです。子どもですから、もちろん細かい事情はわかりません。ところが、そんな状況で私が盲腸になったんです。それも腹膜炎のひどいもので、破裂して、あと30分遅れたら死んでいた。それでおふくろが戻ってきてくれたんです。

坂の上　そうでしょうね。それを聞いたら放っておけないですよ。

田中　そのときから、おふくろは頑張ってくれた。キャバレーに行ったのはそのころだったかな。よく覚えていないんですけど。僕が小学校を卒業して中学校に入ったころもたしかキャバレーだったと思うけど、その後、知り合いのスナックのママになった。それで相当おカネを貯めたのでしょうね。高校2年ぐらいのときに、おふくろは北区の田端に一軒家を買ったんです。そのころ正式におやじと離婚して、我々はおふくろに守ってもらいましたから、おふくろ側について、田端から高校に通うようになりました。

おふくろは38歳のときに、一軒家の1階に家庭料理の「だんらん」というお店を出しました。おふくろは、とにかく家族団らんが好きだったんです。今回、旅行で一緒だったのですが、「あんた、私は38歳で家を建てたのよ」と言っていました。たしかにすごいですよね。僕は41歳で豪邸を建てました。お店をやっていると、お酒もつき合いで飲まなければいけないですよね。帰ってきてトイレでゲーゲーやっているのが聞こえるわけです。そんなおふくろの苦労を僕は近くで見てきました。

坂の上　率直な話、酔っぱらって帰ってきてゲーゲーやっているお母さんを見たときに、どう思いましたか。

田中　小さいころは「酔っぱらって吐いているのかな」ぐらいでしたけど、高校に入ったぐらいには、感謝するというか、「本当に頑張ってくれているんだな」と思っていました。

坂の上　キャバレーは夜の仕事だから、彼女が好きな団らんを子どもたちと持ちたいと思っていても持てないし、子どもが学校から帰ってきても、おやつをつくったりできないじゃないですか。多分、お食事をつくってから出かけたのだと思いますが、田中さんは一人で食事をしていたのですか。

田中　いや、お店が自宅でしたから。

坂の上　その前のキャバレーのときはどうでしたか。

田中　食べるものはつくってくれていました。もともと北海道の農家育ちだったので。今でもすごい元気なのは、おふくろが常に料理をつくってくれていたからだと思います。

坂の上　その料理は、子どもたちの健康をちゃんと考えてつくった料理だった。

田中　そうだと思います。

坂の上　それは大事ですね。店屋物とかコンビニ弁当ばかり食べていると、後でとんでもない病気になったりしますからね。お母様はキャバレーに行かなければいけないから、子どもたちを残して、御飯だけはつくっていって、夕食は大体いつもお母さん抜きで食べていた。そのときはお父さんもいましたか。

田中　おふくろは、つくってから出ていっていました。朝もつくってくれたし。僕が通っていた忍岡中学校は、あるとき給食から弁当に変わったんです。弁当を朝つくるのは大変じゃないですか。おふくろは、よく学校まで届けに来てくれました。

坂の上　夜働いて帰ってきて、朝起きてお弁当というのは毎日はきついですよね。田中さんは、お母さんとの関係がとても濃かったのだと思います。

姓＝女が生きる：女性中心の遺伝子

坂の上　お父様とはどうだったんでしょうか。

田中　おやじは小学校低学年のときにキャッチボールをやったぐらいしか記憶がないですね。

坂の上　お父さんは影が薄いですね。（笑）寂しいですね。でも、本当にそうなんです。ミトコンドリアは女性から女性に受け継がれます。「坂の上」とか「田中」とかの姓は、女が生きると書くじゃないですか。女が生きてきたので遺伝子がつながっている。日本は男系で、男子じゃないとYAP遺伝子が継承されないと言われますが、日ユ同祖論がありますが、なぜかイスラエルは日本とは逆で、お母さんから娘を通して受け継がれる。だから結構、女性中心なんです。

田中さんは、どういう経緯でビジネスをされるようになったのでしょうか。

田中　もともとそんな環境でしたから、貧乏ではありましたが、生活は全然困っていませんでした。おふくろはキャバレーでナンバーワンとかナンバーツーですから、格好いい自転車とかいろんな景品をもらってくる。遊びに行くときは小遣いもくれましたし。でも、小学校では、女性の担任の先生のときに「水商売をやっている家庭の子」という見られ方をされました。何となく見る目が違うんです。

坂の上　線を引かれる。

田中　そういうものを肌で感じていました。

坂の上　寂しい思いをしたわけですね。

田中　そこから「やっぱり男は稼がなきゃいけないんだな」と思い始めて。

坂の上　そうです。(笑)

田中　おやじも悪い人間ではないんです。おやじの兄弟たちが悪かった。

坂の上　その後、お父さんは復活できなかったんですか。

田中　何度かしようと思ったけど、できなかったですね。

坂の上　「よし、俺がまた新しい事業をするからな」という感じにはならなかった。

田中　何だかんだ事業はやっていました。でも、我々は離れてしまったので、つき合いはなくなりました。ただ、おやじはおやじなので、ちょこちょこ会いには行きましたけど。

高校2年生を2年経験した田中豊彦（留年しました）

坂の上　田中さんは佐川急便に行くことになるのですけれども、その前にイギリスに行かれたんですね。その辺のことを聞かせていただけますか。何で突然イギリスなんでしょうか。

田中　おふくろがしっかり頑張って支えてくれている中で、高校ぐらいからは結構やんちゃな時代なんです。なめ猫とか暴走族とかがはやって、当然、僕もバイクに乗りたくなるわけです。でも、そんな状況の中で、おふくろに「買って」と言うわけにもいかない。だったら自分で稼いでバイクを買おうと思って、高校1年のときにコージーコーナーの本店でアルバイトをしたんですけど、そこはすぐやめて、その後、上野でアルバイトをしました。結果的に、高校時代に180万円ぐらい貯めました。そこまで仕事をしていると、高校も行ったり行かなかったりで、学校の勉強よりも、おカネを稼ぐほうが楽しくなっちゃったんです。

坂の上　はっきり言って、勉強してもそれでおカネを稼げるわけじゃないですからね。

田中　僕は高校2年生を何と2回やったんです。ただ、高校の卒業証書だけは欲しかったので、「おふくろ、申しわけない」ということで、2年生をもう一回やって、一応卒業することができました。僕が高校3年生になったときに同級生たちは卒業しているので、「おまえはまだ学生でいいよな。世の中は大変だぜ」なんて一丁前のことを言うわけです。「アチャー、1年差をつけられちゃったな」と思いましたね。

高校1年のときに極真空手の本部道場に通っていたのですが、まだ大山倍達さんが生きていた時代で、極真は内弟子になって黒帯になると道場を持たせてくれます。みんなに1年差をつけられてしまったので、極真の内弟子になるか、それとも海外にでも行くかということで迷ったんです。ちょうどそのとき、僕はフェアレディZという車が欲しくて、バイトで貯めた170万円を持っていました。

中古ならそれで買えます。でも僕は、高校をダブるぐらいですから英語も何もわからないのに、思い切ってエイヤッでイギリスに行ったんです。

イギリス人になめられず空手経験を活かす

坂の上　なぜイギリスだったんですか。

田中　アメリカは銃があるから、撃たれたらヤバい。イギリスはそんなに銃はないだろうと思ったんです。

坂の上　車も左車線だし。

田中　多少はジェントルマンじゃないか。

坂の上　それは一部ですよ。(笑)

田中　それでイギリスへ行って、ちょうど1年で帰ってきた。

坂の上　留学という形で行ったんですか。

田中　ランゲージスクールに1年間、ホームステイで留学しました。

坂の上　イギリス体験を詳しく教えていただけますか。

田中　行ったときからハプニング続きでした。英語がしゃべれないし、海外も初めてなのに、まだまだ世の中をなめていますから、イミグレーションでも適当に何か言っておけば通れるだろうと思っていたんです。多分、「あなたは何のために来たんですか」という質問に「イエス」と言ったり、「何カ月滞在するんですか」という質問に「ノー」とか言っていたのだと思います。それで「こいつ、怪しい」ということになりまして、いきなり「こっちに座りなさい」と言われて、そこで1時間ぐらい待たされた。結果的に、日本人のスチュワーデスさんが来てくれて、書類を見せて何とか通ることができました。

ただ、当時はあまり日本人がいなかったのですが、僕はなるべく日本人とくっつかないようにしようと思っていました。外国に行けば当然、自分は追い込まれるわけですが、とりあえず辞書を引きながら、ランドレディー《下宿屋のおかみ》に聞きながら、学校に行った。その中でも、自分で努力すれば何とかなるんです。

坂の上　用意周到に、あれもこれも用意してから飛び込もうと思っている人が多いですが、それでは踏ん切りがつかなくて、いつまでも飛べないんです。最初に崖の上から下を見ると、飛べないんじゃないか、落ちて死ぬんじゃないかと思って怖いけど、飛んでからバタバタやっていれば、初めはみっともないけど何とかなるものです。そうやって田中さんは飛べるようになったし、英語もペラペラになった。

田中　ペラペラではないけど、後半ぐらいになると、英語で夢を見るぐらいにはなったんです。

坂の上　すばらしい。でも、なりますよ。私もそうなりましたし。

田中　だけど、もう40年もたっているから。日常会話ぐらいはわかりますけど。

坂の上　今も続くようなイギリス人の友達はできましたか。

田中　イギリス人の友達は多くなかったですけど、僕がいたのはボーンマスというリゾート地で、ヨーロッパやアラビア、アジアからたくさんの留学生が来ていました。当時は、町を歩いていると吊り目のまねをされたり、「ファッキン・チャイニーズ」とか言われる時代でした。

坂の上　彼らは日本と韓国と中国が同じだと思っていますからね。人種が全然違うし、顔も違うんですけどね。

田中　そんな中で、足立区から来ていた1個下の石井君と喫茶店で出会ったんです。僕は台東区ですから、「足立？　近いね」なんて言って盛り上がって。おまけに僕は極真空手で、彼は剛柔流の黒帯だったんです。なぜか僕らには日本魂みたいな気持ちがありますから、「僕らがイギリスの町でなめられたら、次の日本人がなめられる。だからしっかりしなきゃ」という気持ちが芽生えて、とにかく事あるごとに、「やるか」みたいな感じで空手の構えをしていました。実際はやってないんですけどね。

坂の上　その前に向こうが逃げちゃう。(笑)

田中　向こうの人たちは、けんかになると「ファック・ユー」とか言ってカッカしているんですけど、僕らはちょっと頭を使って、笑いながらやることにした。

坂の上　けんかの打ち合わせをしたんですね。

田中　英語もちょこちょこしゃべれるようになったので、笑いながら、「おい、おまえら、やるのか。やるならやるで別に構わないよ。じゃ、来なさい、ハイ、カモン」と言って構えると、「ヘイ、ヘイ、ヘイ」と言って握手してくるんです。

もう一つ、近くの学校で空手のイブニングスクールがあったので、チュニジア人の友達とスウェーデン人のでかいやつと僕と石井君で行ったときに、僕は道着を持っていたから、イギリス人に混ざって僕だけ一緒にやっていいということになった。いざ組み手になると、僕は極真空手だから、あまり本気でやったら悪いかなと思って、「当てていいの」と聞いたんです。そうしたら、「ソフトに当ててください」と言われて、こっちが受けに回っていると、外国人は調子に乗ってくるんですね。

坂の上　ビジネスでもそうです。まずは無理難題を押しつけてきて、「これはできません」と言ったら、「これをやらないと契約してやらないぞ」みたいなことを言うんです。

田中　受けに回れば回るほど、向こうは調子に乗って攻撃してきます。それで一発もらったときに、僕はバチンと切れて全員倒しちゃったんです。

坂の上　ヤッター、すごい。見たかったな。

田中　それが町でうわさになってしまった。あともう一つ、庭で空手をやっていた黒人がいて、「それ、空手？　カンフー？」と聞いたら、「空手」と言うから、一緒に練習することになったんです。彼に「何やってるの」と聞かれて、「極真」と答えたら、「ああ、極真か」と言って。そいつはめちゃくちゃ強いやつだった。

坂の上　ボブ・サップみたいな。

田中　でも、こっちは極真ですから本気で来ないわけです。彼はデイブといって、その町のボディーガードのドンで、彼がパブとかに入っていくと、サーッと道があく。デイブに我々がため口をさいているので、「あのアジア人は何者なんだ」みたいな感じで、各国の留学生のトップの方々が僕らの下についたんです。

坂の上　何もわからないでイギリスに行ったけれども、制覇しちゃったわけですね。すばらしい。

田中　たまたまね。

坂の上　これはあちこちで起こりますね。イギリスだけではなく。

佐川急便でおカネを貯める：おカネがなければ商売できず

坂の上　イギリスから帰ってきて、ご商売をされたんですか。

田中　帰ってきて貿易会社とかに受かったのですが、給料が18万円とかそんな世界です。僕は、やっぱり自分で商売をやりたいなというのがあった。

坂の上　サラリーマンじゃなくて自分で稼ぐほうが好きだった。

田中　商売をやるにもカネがなければできないということで、佐川急便に行ったんです。当時の地獄の佐川急便です。まだ労基にやられる前ですから。

坂の上　寝る暇もないんですよね。

田中　親戚や親から反対されて、「英語までしゃべれるようになったのに、何で運送屋なんかになるんだ」とか言われました。

坂の上　稼げるからですね。

田中　おカネがなければ商売は絶対できないです。

坂の上　佐川に入ったのは、おカネを貯めることが目的だった。じゃ、おカネを貯めてどんな事業をされたんですか。

田中　喫茶店とかでアルバイトをしていたので、飲食をやりたいなとは思っていたんですけど、具体的には何も考えていませんでした。佐川急便で２年ぐらい働いて５００万円ぐらい貯まったときに、おふくろから、知り合いが西日暮里からちょっと行った田端新町でスナックをやっていて、今度そのスナックをやめるから買わないかという話があって、その店は12席しかなかったけど、当時、譲渡金利は結構高くて700万円だったんです。「俺は500万円しかないし、スナックなんかやったことないし、ちょっと自信ねえな。2週間ぐらい考えさせて」と言ったんだけど、おふくろから、さんざん、どうするの、どうするの、どうするのと、せっつかれました。

でも、やっぱりビビるんです。2年間、佐川で地獄を経験して、睡眠時間も地獄なんですけど、おカネは結構入ってくるのに使う時間がない。だから、佐川のドライバーはみんな当時はやっていたソアラとかBMとか、車を買っちゃうんです。買うとおカネがなくなるじゃないですか。その中で僕は中古のフェアレディZで我慢して通って、通帳を眺めながら頑張っていました。その地獄を見ながら貯めたおカネが失敗したらなくなると思ったら、怖くなったんです。そこで勝負の怖さを初めて体験しました。

坂の上　それが事業というものだし、投資というものです。事業家イコール投資家ですからね。自分のおカネを投資して、リターンをいつまでに得るかを考えて投資しなければいけません。

田中　どうして踏ん切れたかというと、開き直りですね。失敗したら、また佐川に行けばいい。おふくろに「わかった。やるけど、２００万円足りない」と言ったら、「私が出すわよ」と言って出してくれた。

坂の上　おふくろさんは買ってほしかったのね。

田中　37年前、22歳のときに買ったそのお店は今もまだあります。

坂の上　何ていうお店ですか。

田中　「タイムカードスナックＤＡＮＲＡＮ」。

坂の上　タイムカードで飲むんですね。

田中　時間制なんですけど、お客さんがタイムカードを押す。今は妹がやっていて、ずっと利益を出し続けています。

坂の上　利益を出す仕組みも考えたわけですね。

田中　考えました。

坂の上　そこですよね。どうやって儲ける仕組みをつくるかがマーケティングであり、ビジネスです。それはどの業種でも変わりません。そういった経験から、ビジネスのモデルをつくったり、マーケティングをたたき上げで学んでいったんですね。

叩き上げで今の田中豊彦をつくった

坂の上　では、今の自分を築いた骨子とか体験、自分に影響を与えた人など、何が今の自分をつくったと思いますか。

田中　まず、おふくろの影響は大きかったです。特にスナックをやっていたときは、僕は喫茶店で働いたことはありますけど、お酒を飲む方を相手に商売をやったことはないし、つまみのつくり方もわからなかった。

坂の上　いいお客さんもいれば、横柄なことを言うお客さんもいますしね。

田中　おふくろからはいろんなことを教わりました。お客さんの気持ちになって、どれだけお客さんを喜ばせるかとか。それと、佐川急便を経験したことで、人間はここまで働けるんだ、死ぬほど働いても死なないんだという自信がついた。

坂の上　その当時、日立とかも地獄だった。日本はブラックしかなかったんです。「雑巾日立」と言われていたんですから。

田中　佐川急便は本当に地獄なんですけど、慣れるんです。入社すると江の島研修というのがあって、そこで何人か逃げ出します。配属になったら3日ぐらいでまた何人か逃げて、3カ月たったら、3分の1ぐらいいなくなる。3カ月を超えると、大体1～2年はもつという感じです。寝る時間は1日2～3時間です。当時は6時出勤で、終わるのが夜中の12時過ぎですから、「11ＰＭ」が見れない。でも、きついけど、これを継続していけば慣れるということがわかった。

坂の上　そこでたたき上げられたんですね。

田中　それと、極真空手。

坂の上　そこで精神を学んだ。

田中　バカバカ殴られるので、痛みに強くなる。これも慣れるんです。それと、全く勉強をしなかったのにイギリスに行って、ホームシックにもなりますし、言葉の通じない中で外国人といろいろやりとりしなければいけないということで精神力が強くなる。なめられないために、エイヤッとやったらうまくいったし、何とかなった。その3つがすごく大きいと思います。

坂の上　その3つはどれも、順風満帆で、自分の好きなこと、楽しいことだけをやってきた経験ではないですよね。今は「ハッピーでいましょうね」「楽しいことだけしましょうね」という風潮になっています。それはそれでとても大事ですけど、それだけではフワフワした人間になってしまう。人間が成長するときは、田中さんがおっしゃったように、何もないところから、一回飛び込んではい上がってくるとか、そこで基盤をつくるとか、貧しさや悔しさの中で立ち上がるとか、自分が死ぬほど働いて得たおカネを投資するとか、事業を立ち上げるとか、そういったことなんですよね。「楽しい」とか「ハッピー」だけでは人間は成長しないし、本当の魅力や強さは身につかないです。

田中　筋肉をつけるのも、傷めないと筋肉は強くならないです。

坂の上　「楽しいねえ」と言いながら筋トレする人はいませんからね。

田中　精神力もそうですけど、きついところを乗り越えることによって強くなるんじゃないかと思うようになってから、失敗があまり怖くなくなりました。

坂の上　私はジャズピアニストとして15歳でデビューしたのですが、ジャズはそんなに簡単に弾けるものではないので、初めはスティックを投げられたり、「もう帰れ」と言われたり大変だったんです。それでも何とかできるようになったら、「私は天才だ」と勝手に思ってニューヨークに行って、バカーンと顔面を殴られるような経験をした。どう考えても、足元にも及ばないような天才がいるんです。その中で自分の限界も知ったし、悔し涙もいっぱい流しました。世界に通じるピアニストになりたいと思ったけれども、自分には無理なのかと思ったり。でも、何でもがむしゃらになってやることは大事です。たとえ軌道修正が必要になったとしても、その経験は自分の血となり肉となり、必ずいい結果となるから。正しい方向に、正しい人とがむしゃらに無我夢中で熱心に頑張れば、成功するか、大成功するかのどちらかしかありませんから。

事業をいくつも試し成功と失敗の連続

坂の上　バーを妹さんに譲った後は何をされたんですか。

田中　バーは1年、僕がマスターで妹と2人でやっていました。あとは女の子を雇ってね。でも、12席で6坪しかないので売り上げの限界を感じたんです。当時はまだ若いからカネ儲けのことばかり考えていて、表に出ていろんなことをやりました。当時、ポスティング事業というものはなかったのですが、友達がピザ屋さんから仕事を受けてポスティングをやったところ、えらい反響があった。

坂の上　営業開拓されたんですね。

田中　当時、その知り合い以外にそういう仕事をしている人はいなかったんです。

坂の上　そうしたら、ピザ屋の仕事が一挙に来た。

田中　「俺もやらせて」ということで、ピザーラさん、ピザステーションさん、ドミノさんに飛び込みで営業をかけて、「とりあえず試しにやらせてくれませんか」と言ってやったら、バカバカ反響があるわけです。それで100人ぐらいアルバイトを登録して、200店舗ぐらいやらせてもらった。それが一番最初の事業のスタートです。

坂の上　そこでまたおカネをつくって、次はターボセルに行くんですよね。

田中　その前にいろいろあるんですけど。

坂の上　いろんな経験をされてきた。それも全部自分の事業としてやられたんですね。

田中　全部、自分発信でやっています。

坂の上　はっきり言って、サラリーマン人生はなかったんですね。

田中　ないです。途中で失敗したら、瞬間的に運送をやったり。

坂の上　おカネを稼ぐためにね。

田中　タクシー運転手もやっていますから。

坂の上　何でもやったんですね。（笑）そこで鍛えられて、胆力がついて、精神力も強くなった。

破産の経験からターボセルへ

坂の上　ターボセルのことをお聞かせいただけますか。

田中　その前にスポーツ事業をやっていて、スノーボードにタイヤがついたマウンテンボードというものを扱っていました。夏場のゲレンデはほとんど使われていなかったので、三浦雄一郎さんと組んで夏場のゲレンデの村おこしをやることになって、「これだけ広大な土地を冬しか使わないのはもったいないじゃないですか。ここをもっと有効活用しましょう」という話を持っていきました。コロラドからマウンテンボードを輸入して展開していたのですが、2年目に暖冬になって、スポーツ問屋の手形がひっかかってバンザイになっちゃったんです。破産ですよ。

坂の上　詳しく教えていただけますか。

田中　スポーツ事業で、アルペンさん、ムラサキさん、ゼビオさんとかいろんなところに卸していた。その中にはスポーツ問屋にも卸していたんですが、そこの手形がすっ飛んで、うちが預かった手形が不渡りになってしまったんです。

坂の上　現金に換金できない小切手だった。

田中　ちょうど暖冬になって、スポーツ業界がみんなバタバタ倒れた時期です。

坂の上　要は回収できなかったということですね。

田中　それでうちもあおりを食ってしまった。

坂の上　負債は幾らぐらいでしたか。

田中　2億円ぐらいかな。

坂の上　売り上げは？

田中　売り上げは5億円ないぐらいだったと思う。

坂の上　そこそこいいビジネスですよね。

田中　それで困ってしまった。僕は倒産ですけど、基本的に一般の方には迷惑をかけたくないと思う人間ですから、何とか踏ん張りながらだったんですけど、やっぱりどうしてもダメで。銀行とか保証協会は踏み倒してしまうことになりましたけど、ちょうど100万円だけ支払いをしなければいけない会社があって、そこさえ払えば一般の人には迷惑をかけなくて済むと思ったんです。当時、僕の社長室の応接セットが200万円ぐらいだったので、そこの社長に「申しわけない、うち飛んじゃうわ。カネもないから、うちの応接室にあるものをステレオから何から全部持っていっていいので、とりあえず一旦これで勘弁してくれ」と言ったら、「いいよ、いいよ。田中さんにはいろいろお世話になっているし」ということで勘弁してもらった。

坂の上　その人も太っ腹ですね。

田中　僕はその会社に結構いい思いをさせていたんです。その社長は、ストッキングをウエーブ状に編んで利尿効果がすごく高まる「マジックパンティー」という商品をイタリアから輸入して、カネボウさんに毎月2億ぐらい売っていました。社長は「田中さん、飛ぶんだったら日本にいたくないだろう。マジックパンティーの出荷が間に合っていないから、イタリアに行ってつっついてきてくれないかな。英語も少しはしゃべれるでしょう」と言われて、「少しなら大丈夫です」ということで、イタリアのデゼンザーロというところにある会社に行って、早くつくれ、早くつくれと催促していたんです。そのあいた時間でイタリアの町なかを歩いていたときに、「ターボセル」という商品を見つけたんです。

坂の上　それも運命でしたね。

田中　ちょうど9・11のころかな。飛行機がガラガラで、今でも覚えています。

坂の上　「これだ」と思った。

田中　僕はほかの国に行くと、ついつい「何かチャンスないかな」と思っちゃうんです。

坂の上　私もです。（笑）

田中　イタリアはバラエティーストアみたいなのがなくて、そういった類いのものは薬局で売られています。ほとんどの薬局で「セルライト」と書いてあったんです。「セルライト、ノーサンキュー」とか「アンチセルライト」とか。「セルライトって何だろう。こんなにたくさん書いてあるということは、はやりなんだろうな」と思っていたら、そこにカネボウさんのマジックパンティーと私が輸入したターボセルが並んでいた。マジックパンティーは1000円ちょっと、ターボセルは7000円ぐらいで値段が全然違う。何が違うのか知りたかったので、イタリア語のわかる通訳を雇って聞いたら、「マジックパンティーは効かないけど、ターボセルは効くよ。セルライトも減らすよ」と言ったんです。

坂の上　本当にシェイプアップできると。

田中　セルライト自体はわからなかったのですが、「効くんだったら、女性なら絶対欲しいよな」というところから交渉が始まりました。

坂の上　そして日本の販売権をもらって、どのようにマーケティングされましたか。

田中　まず、おカネがない中で販売権を取らなければいけない。

坂の上　独占販売権を取ろうと思うと、最初に結構払わないといけませんからね。

田中　とりあえず、根性ありきでメーカーを探しました。そのときの通訳がその後うちの次期社長になるのですが、その彼にメーカーを探してもらって、「とにかく商品のことが気になるので、アポイントください」と言って会いに行きました。「これを本格的に売りたい。どうしたら私に独占権をくれますか」という話をしたら、そのときは9月だったんですけど、「11月末までに5000枚の発注を入れたら独占権を渡す」ということになり、その契約でLetter of Intent（覚書）を交わして日本に帰ってきました。おカネがない中でどうやったらいいんだと、その3カ月は寝られなかったです。

坂の上　皆さん、ここは大事なところです。おカネがないのに、どうやって大きなビジネスをつくるか。

田中　まずは売り先ですよね。輸入していずれ入ってくるものは現金に替えなければいけない。僕は商品を1、2点と自分でつくった資料を持って、ソニープラザさんと資生堂ショッパーズクラブさんに営業に行きました。ソニープラザさんに知り合いはいなかったので、決まったら手数料を出すからということで、知人に知り合いの課長を紹介してもらいました。実は、それまでにも幾つか仕掛けはやっていて、「セルライト」をキーにうまく物語をつくれば、テレビの取材を入れることができるという自信がありました。テレビは新しい情報とか視聴者のためになる情報を取材してくれます。視聴率がとれるネタは広告費が要らないのです。

坂の上　無料で広告してもらおうと。

田中　そういうイメージをつくりながら、ソニプラの課長さんに会いに行きました。その課長さんは最終的に執行役員まで行った方ですが、僕は「とりあえず私を信じて一回並べてみてください。番組は最低で2～3は入れます。雑誌は赤文字系で10誌ぐらい入れます。ぜひセルライトの流行の一番最初の扇の要になりませんか」と言ったら、乗ってくれたんです。

坂の上　その気迫に乗ったんだと思います。「よし、この人だったらやれるかもしれない」と思って。

田中　同じように、資生堂さんがやっていた資生堂ショッパーズクラブという通販も人から紹介してもらって、掲載が決まりました。その注文書を持って商社に行ったんです。今はなかなかないのですが、当時、LC（信用状）を代行してくれる商社さんは結構あって、三菱グループの子会社の東京商会さんの常務さんを紹介してもらってプレゼンしました。商社さんとしてみれば、輸入資金を出しても、回収がしっかりできれば手数料が稼げるから問題ないのです。「ソニプラさんと資生堂ショッパーズさんの入金を東京商会さんに入れます。注文書を確実に御社宛てに出しますから。そうしたらLCを開いてくれますか」と言ったら、オーケーが出て、11月29日にそれを全部まとめて、イタリアに飛んで独占権を取ったんです。

坂の上　すばらしいです。全くおカネがない中で、ゼロからおカネを生み出したんですね。人を動かすということだと思うんですけど、これがビジネスとかマーケティングのだいご味かなと思います。やっぱり気迫を感じたんじゃないですかね。「この男ならやれるな」「この男ならできるな」と思わせるものがあった。営業は幾らプレゼンがうまくても、「こいつダメだな」と思ったらダメで、最後は人間力です。「おまえだからやろう」みたいな世界がある。

田中　それと、やっぱり扱う商品にもよると思います。商品に力があって、お客さんを満足させるものじゃないと絶対うまくいかない。

坂の上　まず、商品が魅力的じゃないとね。そして「セルライト」という言葉が爆発的にヒットして、今では誰もが知っています。じゃんけんをするときに、なぜ「最初はグー」と言うのか知らないけど、みんな言っているじゃないですか。

それと同じで、「セルライト」という言葉をはやらせて、それを定着させた。その言葉に敏感に響く層を満足させる商品を提供するのが一つのマーケティングだったわけですね。

田中　あのときは頑張りましたよ。

坂の上　どん底から、ガーッとはい上がっていった。

田中　破産して半年たたないうちに会社が立ち上がって、通訳をやってくれたカマタさんが300万円で会社をつくってくれた。彼にはゆくゆく社長になってもらいましたけど、僕は破産しているから会長だったんです。当時の社長は、最後まで僕についてくると言った26歳の若い社長で、カマタさんはイタリアに住みながら専務になった。会社はとんとん拍子で、初年度は2億円、2年目は8億円、3年目は15億円、4年目は20億円という感じでした。

坂の上　すごいじゃないですか。聞くところによると、毎月毎月8000万円ぐらいおカネが余って、使い切れなくて困っていたとか。

田中　3年目ぐらいには、僕と社長と専務は月に2000万円の給料を取っていたんですけど、それでも月に8000万円余りました。

坂の上　すごいですね。
田中　もう狂っちゃいますよ。
坂の上　破産して、ゼロからイタリアでいい商品を見つけてきて、そこからはい上がってくるわけですから、すごいことだと思います。不渡りを渡されて破産したというどん底があったから、その分、ばねになってパーンと飛び上がったんですね。
田中　タイミングもよかったんだろうね。

どん底のときの思い

坂の上　どん底にあったときに、どういう思いになりましたか。事業家として何をそこで学んだのでしょうか。
田中　スポーツ業界をやったときに、手形を受けたことが失敗の原因だったので、当然、そういうことは今後やらなくなりました。自分の失敗で会社を潰したので、それに対しては反省したし、次はやらなくなります。

坂の上　自分の弱点を洗い直して反省して、それをちゃんと埋める。「こういう人物でありたい」という何かの覚悟はありませんでしたか。

田中　商売はいろいろあると思いますけど、変なごまかしの商売はやりたくないです。お客さんに喜んでもらう、満足してもらう、そういうものをちゃんとマーケットに出して儲けたい。もともとゼロからやっていますから、ゼロに戻るのは別にどうってことないんです。

坂の上　また佐川に行けばいいから。(笑)

田中　今は佐川に行かなくても何とかやる方法はあるけどね。最初はそういう知識もないから佐川から始まっているんですけど。でも、すぐにはアイデアも浮かばないし、商品を見つけるにも時間がかかります。

坂の上　いい商品はなかなかないですからね。

田中　その間はタクシーの運転手をやったり。

坂の上　強いですね。でも、その強さを生んだのは、「何が何でもやってやる」という気持ちなんでしょうか。

田中　そこで負けて終わったら、「失敗者」という名前がつきます。失敗してもそのままやり続けて成功すれば、結果的には成功者になるわけです。

坂の上　成功者は必ず失敗していますからね。

田中　自分で「ダメだ」と思ったら、ダメな人生を送ります。「まだまだ」と思えば、まだまだな人生を送れます。

坂の上　どん底のときでも、「自分はまだまだ行ける」「自分はまだまだやれる」という自分自身に対する自信や気迫、プライドみたいなものは捨てなかったんですね。

田中　結局、自分の気持ちが一番重要です。自分の心がダメだと言ったら、もうダメ。まだまだだったら、まだまだ。

坂の上　自分の心が「俺はまだまだ行ける。こんなところで終わる人間じゃない」と言い聞かせて、それを信じ切った。

田中　自分を信じるか信じないか。自分との闘いです。

坂の上　苦しいときには、自分をどこまで信じられるかが問われます。

田中　ターボセルのときは、ほとんどの人たちが「こんなの売れないよ」と言いました。僕は、これを穿いたら効率よく痩せるのだから、スポーツクラブでも売れると思って、三井物産さんの紹介で大手スポーツクラブチェーンの本部に行ったんです。でも、プレゼンする前に「こんなゴム臭くてデザイン性のないものなんか売れるわけない」といきなり言われたので、僕もバチンと切れて、「あんた商売やる気ないでしょう。そういう人とは話しません」と言って、名刺をぶん投げて帰ってきました。ほかにもスポーツクラブはいっぱいありますから。

坂の上　営業開拓して、断られ続けて。

田中　次の日には、セントラルスポーツに飛び込み営業をして決めました。

坂の上　それでも負けずに。ここですよね。ちょっと断られたり、嫌なことがあったり、失敗したからといって、くじけてしまったり、「だから自分はダメなんだ」と思う人は多いです。そういった人に何かメッセージはありますか。

田中　とにかく自分との戦いだと思います。

坂の上　「負けるものか」と。

田中　僕もそうですけど、誰でも営業はやってみて初めて営業上手になるんです。佐川急便にいたころは営業なんかできなかったですけど、「営業してこい。他社の伝票をひっくり返すまで帰ってくるな」ぐらいのことを言われて、しようがないからやっていました。嫌だなと思いながらも、経験することによってだんだんコツを覚えていく。営業をやっていてびっくりしたのは、大手とか大きい会社とかそれなりのポジションの人になればなるほど、熱意を持って接すれば意外にわかってくれるということです。逆に、担当者レベルだとダメなことが多い。

坂の上　トップはわかってくれる人が多いです。

田中　意外とそこを狙ったほうがいい。

坂の上　私は「はこぶね組合」というのをやっていて、いい方もいっぱい来たんですけれども、それまで私がやっていた金融とかＩＴビジネスの中では会わないような方々ともいっぱい会いました。主婦とかサラリーマンとか、いわゆる普通の方々です。そういう方は考え方も違うし、能力的にも全然違うケースが多かった。考え方のベースや価値の土台が全く違うと、両者の大きな隔たりは埋まらないレベルになってしまいます。住む世界が違うと、仕事やおつき合いする人が変わってしまいますので、一緒にいる人たちの層も当然違う。だから、価値観や人の層、経済を生み出す力などの力量が違うと、土台が最初から違いますので、すべてが違ってしまうことは仕方がないのです。やっぱり仕事はトップの層としなければ動かないです。

いろいろと込み入ったお話にもなりましたけれども、いかがだったでしょうか。田中豊彦の人生。

田中　もっともっとおもしろい話があるんですけどね。

坂の上　それはまた改めて講演でやることにして。映画にもなるような紆余曲折で破天荒な人生。雇われるのではなく、常に自分がリーダー、トップとしてやってきた。だから投資家にもなれる。そして、人を見る目もできるし、事業を見る目もできる。ＭＢＡを取ったからできるということではないんです。たたき上げで飛び込み営業をやったり、見知らぬ世界に飛び込んでいく。破天荒なぐらいの勇気、行動力、そして、逆境や苦難を乗り越えていく力。それは自分をどこまで信じられるかということです。

コンドリの話は、この後ゆっくりお話を聞かせていただきたいと思います。

次はＢＯＳＳのご登場です。田中さん、ありがとうございました。（拍手）こういう人がやる事業なので、これから楽しみですね。

第二章

グロースさせる天才BOSSは
なぜこの商品に惚れ込んだのか!?
その成り上がりライフストーリーを語る!

坂の上　次はＢＯＳＳのライフヒストリーに移ります。ＢＯＳＳは私も結構長く知っている方ですけれども、「営業の天才」と言われております。田中さんも営業の天才でしたね。たたき上げで、おカネが何もないところから飛び込み営業でまずは出口をつくって、おカネを生み出して、毎月毎月８０００万円余るところまですぐに持っていったという凄腕でございました。

次にご紹介するのはＢＯＳＳです。すごく人懐っこいお顔ですね。

ＢＯＳＳ　でも、人見知りが激しいんです。

坂の上　人見知りが激しくても、いい子、いい子したくなるような、子どものときの顔がめっちゃかわいかったんだろうなと思います。ペコちゃんのお相手のポコちゃんが浮かんできます。ＢＯＳＳも田中さんと同じく紆余曲折の人生です。

施設育ちの幼少期：苦しい経験も財産

坂の上　幼少のころはどんな子だったでしょうか。

ＢＯＳＳ　両親が早くから離婚しましたので、常に親戚中をたらい回しにされたり、施設に預けられたりしていました。そのせいか、人の顔色をうかがって、相手が機嫌がいいか悪いかを気にしたり、給食費のことを誰に言えばいいんだかとか、そんなことばかり考えていた幼少期でした。だから人見知りも激しかったです。

坂の上　結構つらい思いをされたんですね。普通なら当たり前に食べられるはずの給食が、給食費を払ってもらえないんじゃないかとか。

BOSS　給食費を払っていないと、みんなと一緒に食べられなくて、職員室で食べたりしていました。

坂の上　特別扱いで悲しいですね。

BOSS　えぐるように貧しかったんです。

坂の上　極貧状態で親戚中をたらい回しにされていたときは、どのような気持ちだったのでしょうか？　というか、どのような状況だったんですか。例えば、優しくしてくれたとか、「いつ出ていくの」と言われたりとか。いろんなお家があったでしょうけど。

BOSS　桜の季節は、子どもながらに、うれしくもあり、寂しくもありました。

「今回はどこに行くんだろう」とか、「おふくろが迎えに来てくれるんじゃないか」とか。

坂の上　泣きそうになってきますね。

BOSS　田中さんの話にも、おふくろさんが苦労したという話がありますけど。

坂の上　お父さんとお母さんは、その間は何をされていたんですか。

BOSS　おやじの記憶はほとんどないんです。

坂の上　別れてしまって終わり。

BOSS　幼稚園の年長ぐらいのときに、おふくろが包丁を持って夫婦げんかしているみたいな。

坂の上　包丁を持って夫婦げんか。それはなかなかしないですけど。

BOSS　その状況がディープインパクトで残っています。

坂の上　皆さん、結婚したら幸せになると思うでしょう。だけど、結婚は不幸の始まりかもしれないのです。前世のかたき同士が、夫婦になってカルマを清算するために結婚すると言いますからね。

BOSS　父親とキャッチボールしたとか、父親に怒られたとか、父親に自分の名前を呼ばれたとか、そういう経験がないんです。26歳のときにおやじを探して会いに行ったというエピソードはありますけど。

坂の上　お父さんは、どこでどうしていましたか。

BOSS　普通に土方みたいな仕事をして貧乏していました。

坂の上　BOSSはかなり悲しい生い立ちだった。お母様は迎えに来たり来なかったりと言われましたけど、そのとき、お母様は何をされていたんでしょうか。

BOSS　おふくろはキャバレーに勤めていました。美容室を持ちたいという夢があったんです。ニューギニアで戦死した祖父は岩手県の二戸というところで大金持ちの暮らしをしていて、そこでうちの母が生まれた。そして、お兄さんが生まれて、弟が生まれるぐらいのときに祖父は戦争に行ったんです。祖父が戦死すると、祖母は財産を全部奪われて捨てられた。東京に出てきて、おふくろは池袋の美容室で働いた。そういうところから「自分でお店を持つ」という夢を持ったのだと思います。

坂の上　小さくてもいいから自分の店を持ちたい、自分でちゃんと稼いでいきたいという気概があった。

BOSS　それで僕が生まれて、何だかんだで離婚をした。僕を育てなければいけないから、経済的に自立して店を持つためにキャバレーに勤めていたのではないかと思います。

坂の上　男性の佐川急便が、女性にとってはキャバレーだったんですね。稼げるからやった。

BOSS　ちょっと記憶がないんですけど、幼稚園の年少のときは人の家にいて、年長のときに母親が迎えに来てくれたと思います。僕はいつも首に鍵をぶら下げて、夕方になってキャバレーに行ったおふくろを、夜中、マンションの一室で一人でずっと待っていました。朝になると、酒臭いおふくろが僕を抱いて泣いている。そんな日々が2年間ぐらい続きました。

坂の上　涙が出てきます。映画になっちゃいますね。「家なき子」に近いじゃないですか。家族の団らんとか家族の温かさは全くなかったんですか。

BOSS　記憶がないです。

坂の上　クリスマスとかはつらかったですね。

BOSS　来ないでほしかったのは、クリスマス、父兄参観日、運動会。

坂の上　運動会に自分のお母さんが来ると、うれしいと思う人もいれば、恥ずかしいと思う人もいます。ＢＯＳＳはどちらでしたか。

ＢＯＳＳ　両方でしたね。

坂の上　うれしいけど、恥ずかしい。

ＢＯＳＳ　小学校1年生のときに、また人に預けられて転校しました。小学校は3回変わっています。

坂の上　それでは友達もできませんね。

ＢＯＳＳ　できなかったです。でも、おふくろがむちゃくちゃ苦労していることはわかっていました。土曜日になると、マンションの一室を雀荘に貸していたので、見知らぬ人たちがいっぱい来てマージャンをやるんです。つぼには、いつも500円札とかがいっぱい入っていた。

坂の上　500円札、懐かしい。

ＢＯＳＳ　一気飲みをして、勝ったら500円もらえるんです。おふくろは、そのおカネを1円も使わず貯め続けていました。飲んだら指を突っ込んで吐いて、また一気大会をやって、500円、300円を稼いでいたみたいです。

坂の上　何もそんなことしなくても、ほかの仕事もあったでしょうに。

BOSS　それで銀行にお百度参りをして、保証人もない中でおカネを借りて美容室を持ったのが小学校3年生のときです。

坂の上　お店を持たれたんですね。よかった。

BOSS　それで僕は借家の美容室の2階に住むことになりました。

坂の上　でも、お母さんは偉いですよ。子どもを育てながら、そうやって頑張っておカネを貯めて、自分の美容室、小さくても一つの城を持ったんですから。すごいことですよね。

BOSS　その後、おふくろは変な男にだまされるんです。

坂の上　お母さんの人生も聞いてみたいです。何でそんなに苦労ばかりするの。

BOSS　すごい苦労をしましたね。そんな幼少期でした。

坂の上　うちの母もよく父に殴られて、そのたびに出ていっていました。私と妹がいずれ大学に行くだろうからと、母が働いて、頑張ってちょこちょこ貯めていたおカネを全部父が持っていって、愛人にダイヤモンドを買ってやったというので、母はぶち切れて、包丁を隠して愛人の家に行って、包丁をパッと出して、

「私も死ぬから、あなたも一緒に死にましょう」とか言ったらしいです。笑っちゃう話ですけどね。

父は愛人の新地のママさんのところに行くのに、私と一緒に行けばバレないと思ったらしくて、「遊園地に連れて行く」とか「公園に連れて行く」とか言いながら私を連れていったんです。おカネをもらって、「遊んでおいで」と言われて、遊んで帰ってくると、大人の営みがあったんでしょうね、なかなか鍵があかないということもありました。人間のすることは、微笑ましいでしょ？

でも、お母さんが苦労して美容室を持って、そこでハッピーになるのかと思いきや。その後、お母さんはどうなっていかれたのですか？

BOSS　美容室の横にクリーニング屋さんと写真屋さんがあったんですけど、おふくろはそこの写真屋さんといい関係になったんです。そういうのを見るのもつらいじゃないですか。「俺はおばあちゃんのところに行くよ」と言って、今度は自分の意思でおばあちゃんのところに行きました。だけど、転校はしたくないから、学校にはバスと電車を使って通っていました。おばあちゃんにおカネを出してもらってね。たまに帰って夜泊まっていると、おふくろがその男に髪の毛をつかまれて殴られているんです。ＤＶだったわけですね。僕は立ち向かったんだけど、ぶっ飛ばされた。

坂の上　そんなやつ追い出せって言うんですよ、本当に。

ＢＯＳＳ　そんな状況から、おふくろはクリーニング屋さんの運転をしていろいろ運んでいる人といい関係になって、今も一緒にいます。それでやっとおふくろが幸せになったなと思ったら、今度は小学校４年の終わりぐらいに、もらい火で家が全焼するんです。

坂の上　なんとまあ。ここまでいじめられなければいけないのか。

ＢＯＳＳ　小学校３年生ぐらいまでは野球もやったことがないし、ケーキなんて食べたこともないし。

坂の上　毎日、何を食べていらっしゃったんですか。

ＢＯＳＳ　結構、万引きしたり。マルエツというスーパーの前に、朝、パンが並ぶんですけど、そこのパンを１個もらって、おふくろと半分こして食べていました。本当にカネがなかったし。

坂の上　極貧ですね。

BOSS　極貧ですよ。「万引き家族」という映画を見ると、涙が出てきちゃう。でも、そうしないと生きていけないぐらい、おふくろには身内や知り合いが全然いなかった。

坂の上　「世の中ってこんなに冷たいんだ」「人間ってこんなに嫌な連中なんだ」と思いませんでしたか。

BOSS　それは思わなかったです。小学校1年生のときに、目の前の自転車屋のおじさんが、赤の他人なのに、「また一人だろう。うちに来い」と言ってくれて。

坂の上　いい人もいるじゃないですか。

BOSS　昭和の時代は、近所の人に育てられるというか、近所の人に怒られるというか。

坂の上　そうそう、よく近所のおじちゃんから怒られましたし、殴られましたしね。

BOSS　そういうふうに周りの人が支えてくれたという記憶はあります。

坂の上　お母さんは不幸なほうに行ってしまうようなところがありますね。私はジャズも歌いますけど、ジャズの歌詞にはいろんな女が出てきます。ある女は何不自由なく愛されて、守られて、生活も苦労せずに、子どもを産んで、旦那からも愛されて、幸せに生きています。しかし、ある女は、幸せな人生ではなくて、苦労して、捨てられて、貢いでは捨てられる、そういう人生を生きています。そういう両極端の女性が出てくる歌を歌うことがありました。

でも、これは極端な例といえば極端な例ですよね。お母様は本当に苦労されました。自分は夜働いていて、子どもを見てあげられないからいろいろなところに預けていたのでしょうけど、多分、申しわけないと思っていたと思います。

BOSS　相当つらいんじゃないですか。僕も22歳で結婚して、子どもが4人いて、孫が4人いるんだけど、子どもを持つと本当にわかりますよ。幼稚園ぐらいの年齢の子を一人マンションに残して働きに行くのは、精神的にものすごくつらいと思う。

坂の上　本当は一緒にいてやりたいし、それが女性にとっての幸せです。私はずっと働く女でしたけれども、子どもが3歳、4歳ぐらいまでは母親は働かないでちゃんと育ててあげたほうがいいと思います。そういう時期は二度とないし、そのときにその子の一生の人格がつくられますから。お母さんの影響は本当に大きいです。そのときにいっぱい愛情を与えてあげたら、その子は真っすぐストーンと進んでいきます。特に男の子は、何だかんだ言って、お母さんに育てられ、つくられるところがありますからね。残念ながら、父親よりは母親なんです。父親はおカネを稼いでくればいいという感じで。父親が働いてきて、お母さんが安心して子育てできる環境をつくってあげて、お母さんがちゃんとした子を育てるというのが昭和の時代は確立されていました。役割がパキーンと分かれていて、今みたいに、男女平等で、女も働いてというのはあまりなかったんです。

そのときのお気持ちに入り込みたいのですけれども、お友達のお家に行くと、お母さんがおやつやジュースを出してくれたり、晩御飯をつくっていて、楽しそうな家庭がある。そういうのを見るとどう思いましたか。

BOSS　びっくりしましたね。「自分の部屋があるんだ」とか。小学校3年生のときに鋳物屋さんの家の友人ができて、遊びに行ったら、旧家の造りで玄関は大きいし、入ったら自分の部屋があって、ケーキとジュースが出てくる。そのとき初めてケーキを食ったんです。「ケーキって、こんなにおいしいんだ」と、その記憶がいまだに残っています。その友達の名前も覚えていて、会いたいなと思っています。

坂の上　塾で英語の講師をやっていたときのことを思い出しました。名前は忘れましたが、近所の野球部の子がそんな感じでした。友達はみんな塾に来ているのに、彼だけは去っていく。塾に行けるおカネがないからです。その子の背中を見て、私は「この日本を何とかしないといけない」と思ったんです。「じゃ、俺はここでバイバイ」と言って一人で去っていく背中が、子どもながらに寂しそうでした。彼は小学校、中学校のときに妹たちの面倒を見ていて、野球部に入ってもグローブも買ってもらえなかったんです。

彼が家に遊びに来たときに、「きょうは食べていきな」と言って、豚のしょうが焼きが得意だから、つくって出しました。私も一応ちゃんと母親をしていた時期があるんです。そうしたら、「うめえ、うめえ」と、3日ぐらい食べていないのかと思うぐらいガツガツ食べて、「おまえんち、いいな。こんなおいしいもん毎日食ってるのか」と言ったんです。「あなたは毎日何を食べているの」と聞いたら、「カップラーメン」と言ったので、エッと思って。

私はその子の担任でも何でもなかったけれども、どんな生活をしているのか気になって、その子の家に行ってみたんです。そうしたら、びっくりしました。ここはインドかと思ったぐらい、4人いた子どもたちは全員お父さんが違うらしいのです。お母さんはまた新しい男とつき合っていて、夜働いて、昼はパートという感じでやっていたんですけれども、全ての男の人とうまくいかなくて、利用されたり、たたかれたりするんです。その子は妹たちの面倒を見て、スーパーの残り物を持ってきて食べるという生活でした。「これが日本か。これは何とかしないといけない」と思ったのが最初です。時々、「あの子はどうなったのかな。幸せにしていたらいいな」と、本当に心配になります。あのままだと、やくざみたいにしかならないんじゃないかと思って。

BOSS　どっちかじゃないですか。

坂の上　はい上がって、人格がすばらしくなるか、人間への復讐心を抱いてしまい、そのまま落ちてくかのどちらかだと思います。

全ては母の笑顔のため

坂の上　本題に戻ります。お母さんを今振り返って、どう思いますか。

ＢＯＳＳ　僕は、こうやってサクセスして、これだけの経済力をつかみ、１００0億円以上を売り上げて、手取りの収益も70億円ぐらい稼いできました。

坂の上「営業の天才」と言われるようになりましたからね。

ＢＯＳＳ　でも、その原動力は何か。おふくろの人生を思い浮かべると、戦争前はむちゃくちゃ金持ちで、いい時期もあったのに、その後はえぐるように背負うものが多くて、人生が最悪の状況になった。だけど、人生はオセロゲームです。最初は白だったのが黒になった。それなら白を俺がつくればいい。おふくろに、振り返れば人生は最高だった、幸せだったと思わせたい。そのためには僕が勝つしかない。そう思ったのが18歳とか19歳ぐらいです。おふくろが殴られたり苦しんでいるのをずっと見ていますから。

坂の上　一番かわいいときの子を残して夜に働きに行かなければいけないのは、

本当につらかったと思います。水商売ですから、ホステスさんを見下す客も多いので、悔しい思いもしたでしょう、聞きたくないことやプライドが傷つくようなこともいろいろ言われます。お酒を飲んで帰ってきて、子どもの寝顔を見たら、私も抱きしめて泣いてしまうかもしれない。

BOSS　家が全焼した話をするときに、おふくろがいまだに言うのは、おカネがなくなったことではなく、アルバムを失ったことです。僕の小さいときの写真もみんな燃えてしまった。記憶の中にしかないのです。

坂の上　お母さんは子どもを本当に愛していたんです。だから、BOSSに申しわけない、ごめんねと思っていたと思う。

BOSS　僕はビジネスでいろんなことをやってきたけど、自分事だったら幾らでも諦められる。人に会いに行ったり、勉強にしに行くのも面倒くさいというのは、自分の歯車です。だけど、「誰かのために」という歯車が人を強くします。俺は「おふくろのために」と思ったら、何でも乗り越えられたし、何でもやろうと思った。「他人歯車」と「自分歯車」があったとしたら、自分を強くするのは「他人歯車」だと思います。それが今の僕の原動力です。

坂の上　どん底からはい上がってきたのは、お母さんを助けたいから。

ＢＯＳＳ　安心させて、笑顔にさせたい。

坂の上　殴られて泣いている人生から引き上げてあげたい。すばらしいですね。

ＢＯＳＳ　それがゴールだと、仕事はプロセスだから何でもいいのです。普通の人は自分のできる仕事を探します。だけど、その中に成功はありません。「自分ができる仕事は何だろう」ではなくて、「欲しいものを手に入れるために、今何をしたらいいんだろう」です。

坂の上　そのとおりです。

ＢＯＳＳ　そういうことを考えられるかどうかです。仕事は時代の変わり目でどんどん変わります。物の変わり目、時代の変わり目にチャンスがある。僕にとっては、高齢化社会の中で、ワクチンからコンドリにつながった。コンドリのことを詳しく知っていたかというと、最初は全然知らなかった。全てはおふくろの笑顔のためです。

安定こそ不安定

坂の上　そんな生活をどのように脱出してビジネスを始められたのかを教えていただけますか。サラリーマンなんかしたことないでしょう。

BOSS　ないですね。

坂の上　皆さん、サラリーマンをしないから成功するんです。給料をもらう生活を3年続けたら、飼い犬の発想となる。月末に給料を払ってもらえる。その感覚が抜けるのは難しいです。給料をもらうのは甘えですから。自分で稼がなければいけない。自分の力で稼いでいくことは厳しいですからね。

BOSS　安定こそ不安定なんです。

坂の上　私もそう思います。自分で稼ぐ力をつけなければ。

BOSS　例えば、丸い筒の上に乗ると不安定になります。不安定は常に安定をつくろうとしますよね。そこで内筋が鍛えられて、心が鍛えられる。安定な人はそこにずっと座っていて、心の筋肉も鍛えられていないから、足をすくわれると立ち上がれないのです。田中さんの話を聞いていて、安定を捨てて心の筋肉を鍛えるのは大事なんだなと思いました。

坂の上　不安定な中で道を切り開いていくときに、本当に安定するんです。

ＢＯＳＳ　実は、不安定が安定である。安定の中にいた人は老後は苦しみます。老後の安定はないから。

坂の上　その会社がなくなったらどうするんだという話です。

ＢＯＳＳ　不安定だから、安定をつくるために頑張って、老後も安定する。その考え方を若い子たちに教えなければダメです。

坂の上　私もそう思いますし、そういうＷＥＢスクールをつくりたいと思っています。

ＢＯＳＳ　僕がいい家庭で暮らしていたら、ここまでチャレンジしようと思わなかったかもしれない。いい家庭でも、役員クラスの突き抜けた両親を見たらそこを目指すから、大学を出る理由もわかります。エイベックスの松浦勝人は月収４０００万円、豊田章男さんも月収４０００万円です。

坂の上　大組織の中のトップはすごいです。戦って勝ってきていますからね。実力がないと、上には行けない。あの組織の中で上がってくるのは相当なものです。

BOSS　何を見たかによると思います。僕なんかは、本当におふくろが貧しかったから、すごくよかった。うちの子どもたちには、「おまえらの最大の敵は苦労を知らないことだ」とよく言っています。

坂の上　それは真実です。ハングリーでないと、チャレンジしようとしないから。私の息子たちもまさに同じです。苦労を知らない。

親戚の家をたらい回しにされた幼少期から営業の天才へ

坂の上　親戚の家をたらい回しにされて、悔しい思いもいっぱいしたし、人に気を使わなければいけなかった。でも、あることをきっかけに自分でビジネスをされて、今の「営業の天才」と言われるBOSSになっていくわけですね。

BOSS　きっかけは、1978年に発売された矢沢永吉さんの『成りあがり』という本です。中学2年生のときかな。「成りあがり」という言葉の意味がわからなくて、本をとって読んでみると、矢沢永吉がアーティストだということがわかった。その本に、人間は目標を失ったときが一番苦しい、俺には音楽があった、人間なら誰でもビッグになる、成功するチャンスはある、誰でも幸せになる権利があると書かれていて、僕はすごく大きな影響を受けました。

坂の上　座右の銘みたいな。

ＢＯＳＳ　「じゃ、俺には何があるんだ」と考えたり。

坂の上　「俺はどうやってビッグになるんだ」と。お母さんを笑顔にするために、ビッグになろうと思っていますからね。

ＢＯＳＳ　そう思ったときに、仕事というのは手段でしかないと考えるようになりました。年収は人が1年間過ごす年間予算です。佐川急便と、僕がやっていた板金塗装とでは、同じ年齢なのに月収は20万円と80万円の違いがあった。学歴も同じ、生い立ちも変わらないのに、それだけの差がある。ということは、収入の差は能力の差ではなく、企業が支払う報酬システムの差でしかないんだということも社会に出てよくわかりました。どんなに頑張っても年齢給で、20代は20万円、30代は30万円、40代は40万円、50代は50万円、60代で退職。老後の暮らしで1億円とか2億円かかるのに、再就職口がない。これが普通の人生じゃないですか。

それを見たときに、収入の差は能力の差ではなく、自分の選択の差だということを学びました。そして、１９８０年代に草刈正雄さんの「汚れた英雄」という映画を見たんです。

坂の上　『成りあがり』とか「汚れた英雄」とか、そういうのが好きですね。（笑）

BOSS　貧しいから、なり上がるにはどうしたらいいかなんです。その映画を見て、「オートバイレーサーはこんなにお金持ちになれるんだ」と思ったんです。それで全てのものを売りさばいて、バイク屋に行きました。そこで出会った水島さんという社長さんが28歳で、僕は16歳。僕が「レーサーになって金持ちになりたい」と言ったら大笑いされたんです。レースを知っている人だから、あんな過激な世界で勝てるわけないと。でも、向こうはそういうカモが欲しいので、「いいお客さんが来た」ということで、言われるままにバイクを買って走り始めたんです。その3年後に、僕は全日本チャンピオンになりました。

坂の上　すごいですね。やりよるわぁ。

BOSS　スポンサーもついて、これからだというときに、鈴鹿サーキットという国際サーキットで、腰の圧迫骨折、指の切断、鎖骨骨折という大けがをしてレースから引退しました。ストーリーとしては、「レーサーになりたくて」とか「格好よくて」ではなく、「自分の能力では、オートバイが好きだったから、オートバイレースで勝てば金持ちになれる」と思ったんです。

坂の上　とにかくなり上がりたい。ビッグになりたい。

BOSS　自分が豊かになりたいとか、いい生活をしたいというよりも、おふくろの笑顔を絶対つくるんだという思いがあった。

坂の上　「おふくろを幸せにするために、俺は金持ちになるんだ」と。

BOSS　そのときに、小学校５年生のときに出会った今の嫁と22歳で結婚すると決めました。おカネはないけど、その子が大好きだったんです。今も大好きだけど。うちの嫁を幸せにしたい。おふくろを幸せにしたい。そのために今何をしたらいいのか。「そうだ、レーサーだ」と。

坂の上　「たこ焼き屋だ」とは思わなかったんですね。（笑）

BOSS　たこ焼きは、１日30個売れたら幾ら、50個売れたら幾らの世界で、掛ける30日、年間で幾らと出るじゃないですか。

坂の上　そういう意味では、スターになったほうが儲かりますね。

BOSS　レバレッジが効いて、あるときスポンサーがババババッとつくと、1社100万円でも、100社ついたらすごい金額が年間でもらえるわけです。でも、たこ焼きを売って時間を切り売りしても、そこには行かない。

坂の上　たこ焼き屋は冗談で言ってるんですよ。（笑）そういう意味では、地域や場所、席数とかに縛られない仕事のほうがいいですね。それで私もITとかAIの生成、WEB制作とWEBオペレーションをやっていますけど。

営業の世界へ：モノを売る人は売れず

坂の上　その後、どうなりましたか。

BOSS　レースの後に、サラリーマンに戻るしかなくて、板金塗装屋さんをやろうと思ったんです。そのときに営業ですごい成績を伸ばしている人に出会います。板金塗装屋にすごい高級車で乗りつけてきて、「ちょっと傷つけたから直してくれ」と言って、僕が直していた。その人はある会社の運転手さんだったのですが、「どうしたら成功できますか」と相談したら、「うちの社長に会う？」と言われたんです。

坂の上　そこからだ。

BOSS　社長に会うと、「完全歩合だけど、営業の仕事やる？」と言われて、やったこともない営業の仕事に入ったんです。でも、うまくいかないわけです。

坂の上　最初は「要らないよ」「帰れ」「興味ないよ」と言われまくりますからね。

BOSS　それで僕は、営業のトップの人のカバン持ちをさせてもらいました。

坂の上　どうやって営業をやるのか学ぼうとしたんですね。

BOSS　どんな本を読んで、何時に寝てと、全部を盗もうと思ったんです。

坂の上　丁稚奉公ですね。全ては雑巾がけから始まります。弟子入りし、忍耐して、お世話をさせてもらうところから修業する。それが今の日本人に足りないのです。

BOSS　スクーリング、学校に行って指導を受けたらうまくいくと思って、ダブルスクーリングとかトリプルスクリーニングをしている人がいますけど、絶対成功しない。

岐阜にフランス料理店を出した友人がいます。彼はフランス料理の店を出すと決めたら、田中さんみたいに、フランス語もしゃべれないのに、1万円だけ握りしめて、チケットを買ってフランスに行ってしまった。とにかく一番高級なフランスのお店に行って、「ただ働きさせてくれ。どこか泊まるところはないか」というのをジェスチャーで伝えたら、納屋みたいなところに泊めてもらえたんです。彼は毎日、皿洗いや掃除をして、誰も何も教えてくれないから、料理のつくり方を盗み見て一生懸命メモしていたら、その情熱が伝わって、つくっただしを飲ませてくれるようになったそうです。そんなことをしながら日本に戻ってきて店を出したのです。彼がスクーリングしていたら、多分、成功していなかったと思います。

坂の上　本当のことはスクールでは学べませんからね。帝国ホテルの料理長も、料理人になりたいと思っているのに、料理は一つもさせてくれなくて、2年も3年も、ひたすら鍋を磨かされた。大体の人は、そこでうんざりして、「俺はこんなことをするために入ったんじゃない」と言ってやめてしまうんですけど、彼は「俺の扱いはこの程度なのか」と思いながらも、「自分に与えられているところで認められなければ、どこに行っても先がない。だから自分は日本一の鍋磨きになってやる」と決めて、鍋に顔がうつるぐらい、ひたすらピカピカに磨いていたのだそうです。そうしているうちに、何でそんなことをさせられたのかわかったんです。意地悪でやらされているのではなく、心の鍛錬と胆力をつけるためだった。本気でやる気なら、それが一番の学びになります。そして、鍋を磨かされるのは、鍋にこびりついたフランス料理とかのソースの残りをなめてみろということです。彼はそれをひたすらなめているうちに、味がわかって、誰に教えてもらわなくてもちゃんとつくれるようになった。それが教えてもらったということになるわけです。そんなことをおっしゃっていました。

BOSS　営業のトップの人は、モノを売っていないのです。ピアノを売るときも、ピアノの性能とかの話は一切しない。その家に小学校3年生の娘さんがいたので、「娘さんがこれからピアノを覚えて、大きくなって結婚式を挙げますよね。そのときに、お父さんが買ってくれたピアノで一番最初に習ってお父さんに聞かせた曲を娘さんが弾く。すてきですよね」という話をします。売っているのは、ライフスタイルであり、情景です。最初は「ピアノなんか要りませんよ」という顔をしていたのに、その話を聞いているうちに、前のめりになってピアノを買ってくれるのです。

坂の上　ピアノがある家は裕福で幸せですしね。

BOSS　モノを売る人は売れなくて、モノがある背景を売る人は売れる。それがわかってから、僕の営業成績はトップになりました。みんなが僕にノウハウを聞きに来るので、それを全部マニュアルにしてどんどん教えました。

坂の上　製品を語るよりも、その製品を持ったときに、その人がどういう人生を生きるかです。

BOSS　自分のことを話して、そしてここに携わった経緯を話す。

坂の上　私も金融商品を売っていましたから同じです。何千万円もの投資を受けるわけですから、これを投資したときに、その人はどんな人生を生きるのか。

BOSS　サプリメントが家庭にあるライフスタイルが、どれだけ豊かな人生を築いていくのか。それを語ると売れるんです。大前提は、商品と会社が最高であることです。体制が完璧で、製品が完璧であれば、それを語る必要はないのです。そういうことを僕は学びました。最初に掘り下げるのは、その会社、製品、そして経営者。そこがオーケーであれば、あとは自分次第です。

坂の上　人生は、ある意味、平等で、プラマイゼロです。本当に大変だった人は必ず上がるし、大変でなかった人は必ず下がっている。浮き沈みというのは本当にあるなと思います。

BOSS　人生は下りのエスカレーターで、現状維持は衰退です。同じ速度だとずっと変わらないし、休むと下がります。だから、それ以上の速度で上がらないといけない。人生は山あり谷ありです。幼少期に不遇だった人は必ず逆転の日が来ます。幼少期に恵まれていた人は、どん底になったりします。そうならないがために、徳を積んだ生き方をしなければダメです。

坂の上　子どものときに恵まれていたら、反骨精神もないし、自分で道を切り開いたり、自分で稼ぐ強さもガッツもない。いい人なんだけど、何かあったときに結構かわいそうなことになっちゃうんです。

BOSS　僕は営業を覚えて営業ノウハウをみんなにどんどん教えていたときに、ほかの会社にヘッドハンティングされました。そのとき、僕が教えてきた子たちが、みんな僕についてくると言ったんです。ギブ・アンド・テイクの逆で、見返りを求めず、与えて、与えて、与え続けることによって、何かがほほ笑むのです。

坂の上　今、コンドリもプレミアムがついて、ある意味、ギブ、ギブ、ギブをやっているわけですね。

BOSS　テイクは要らない。テイクを求めない。

坂の上　だから、いろんなところから入ってくる。

BOSS　でも、絶対にテイクは来る。なぜかというと、製品がホンモノだから。プロダクトは人を裏切らない。その裏を徹底的に解いて、自分で確信をつかんで、医者にしゃべれるぐらいまで勉強する。

坂の上　そこの努力なんですよね。

BOSS　その努力は見せないですよ。

坂の上　そこまで努力をしないで、「僕はできません」「僕には無理です」「失敗しました」「営業は向いてないです」とか言うけど、どれだけ努力してその言葉を言っているのか。結局、本気でやっていないのです。ちょっとやって失敗したり、ちょっと何か言われて拒否されて、くじけているだけです。拒否されて当たり前、失敗して当たり前と思えば、何も怖いものはない、ひたすら前に進むだけです。

今は過保護で弱い子がふえています。すぐに「心が折れました」「うつ病です」「出勤しません」「学校に行きません」と言う子たちをどう思いますか。大したことないのに、なにが「心が折れた」だ。こんなに弱くて、どうやって生きていけるのか？　甘えるなと言いたい。強くあれ、凛々しくあれ、すぐに心が折れるほど弱な自分を恥だと思え、と言いたい。すぐに負けるなと。この弱虫が。

BOSS　日本社会の縮図というか、政治やマスコミも含めた悪しき体制がそういう子たちをつくってしまった。ミサイルがバンバン飛んできて、日本が戦争に巻き込まれて、ヤバいなとなったときに、初めて立ち上がらなきゃダメだと気づくのだと思います。

坂の上　ことし（2024年）の5月にパンデミック条約ですから、その日も冗談抜きでそんなに遠い話ではないかもしれない。日本が次のウクライナみたいになる可能性もあります。

BOSS　僕は幼少期にそれを食らっただけです。「貧しさ」というミサイルをね。パンを2つ盗んできたら、おふくろに「1個返してきなさい」と怒られたり。

坂の上　何じゃ、その論理は。（笑）

BOSS　ダメだよ、本当は。でも、その後いろんなものを買って、マルエツにいっぱいお返ししました。とりあえず借りだからと。

坂の上　そういうときに支えてくれた人や、「泊まっていきな」とか「御飯食べていきな」と言ってくれた方々もいたはずです。渡る世間は鬼ばかりじゃなくて、天使もいっぱいいる。その経験があったから、今のBOSSがつくられたんですね。

感謝の念が生まれる

BOSS　社会に出て、ビジネスがうまくいってちょっとゆとりが出たときに、「何でうちのおじいちゃんは32歳でニューギニアで死んだんだろう」と考えるようになりました。おじいちゃんから来た絵葉書があって、隅から隅まで読めよと言っていたらしいのです。絵葉書には自分がいる場所は書けないじゃないですか。だけど、ヤシの木のところに、「パラオにて」とか、最後は「ニューギニアにて」

と書いてあった。どれだけ無念だったんだろうという思いから、おじいちゃんのデータを全部集めて、靖国に持っていって、靖国の遊就館に写真を飾ってもらいました。戦争で名もなき若者たちが、愛する人の手も握れない、子どもも抱けない、好きな人に告白もできずに亡くなっていった。その人たちのことを考えると、本当に感謝でしかない。目に見えない人への感謝の念が生まれたんです。

坂の上　私も靖国神社の特攻隊の方々の手紙を読んで、バリバリの保守になってしまったんです。

BOSS　僕はそういう考え方というよりも、韓国とか中国の方で日本のために亡くなった人もいっぱいいるし、世界中で仕方のなかった戦争に巻き込まれて、多くの人が命を絶った。日本の場合は神道だから、60年たてば英霊になると言われますけど、クリスマスもやれば、死んだら仏教で葬式も上げるし、神社にも行く。日本人は寛容なんです。そういうことも全部おいといて、あの時代、そういう若者たちがいたと思うと涙がとまらなくなります。目に見える人への感謝、目に見えない人への感謝を持って、今自分が何をすべきなのか。「こんな豊かな国に生まれて幸せだな」ではなくて、豊かな国に生まれたからこそ、何ができるか考えることがすごく大事だと思います。

坂の上　おっしゃるとおりだと思います。当たり前のことに感謝できないといけませんよね。貧しかったかもしれないけど、こうやって動く手と動く足としゃべれる口がある。いろんなものを与えられているから、それを使えば何だってできる。生きていること、生かされていること、五体満足の体をもらっていることは、それだけで感謝です。本気になれば何だってできるんだから。

BOSS　おふくろ、嫁、仲間の成功のために。そして、英霊のために。あとは、自分が頑張ったご褒美で、「車買っていい？」とママに頼んでいます。（笑）

坂の上　ママに頼まなくても買えばいいじゃないか、自分でいっぱい稼いでいるんだから。（笑）

BOSS　僕はママに全てあげているので。

坂の上　ママはダメと言うんですか。

BOSS　ダメと言うんです。

坂の上　「もうあるでしょう」と言って。（笑）

BOSS　「何か売りなさい」って。でも、一つ一つは売りたくないんです。

坂の上　わかります。だって、全部違いますもんね。

ＢＯＳＳ　そんな感じでやってきましたね。

坂の上　ＢＯＳＳの場合は、どん底の経験が子どものころから始まっていて、極貧の中で、悔しさ、悲しさ、寂しさの連続だった。親戚の家をたらい回しにされて、お母さんはキャバレーで働きながら、夜、酒臭い息で帰ってきて、彼を抱きしめて泣いている。しかし、逆転劇があります。そこで落ちぶれていったら終わりですが、母親を幸せにしたい、笑顔にしたいと思う一心で、とにかく稼ごうということでビジネスをされた。安定した給料が全くもらえないフルコミッションの世界で、何と１０００億円市場をつくって、資産70億円になっていく。

どうでしょうか、皆さん、一流大学を出て、一流企業に勤めて、出世をして社長になるのも大変なコースですけれども、それでも年収はＢＯＳＳに追いつかない。いかに自分でビジネスを持つことが大事かということです。

ナイアガラシンドローム

BOSS　ナイアガラシンドロームという話があります。ナイアガラの滝に向かって、4人ぐらいが乗った船が流されていきます。遠くから望遠鏡で見ていると、10キロ先に滝つぼがあります。でも、乗っている人は気づいていません。瞬間、目をつぶってパッと目をあけると、自分と自分の家族がその船に乗っています。どうしますか。助かるために必死に漕ぎますよね。漕がないのは滝の位置を知らないからです。

坂の上　滝の位置を知らないし、今が楽しいから。

BOSS　でも、滝の位置を見てヤバいとわかったら、みんな漕ぎ始める。人生はそれです。多くの人が気づかない。そして、気づいたときには手遅れになっている。

この話を聞いたときに、自分にとっての滝の位置を考えればいいのです。自分に残された時間で、多くの人に貢献する。幸せを分け与え、人を笑顔にさせ、みんなが健康になるようにする。そこには資格も能力も才能も要りません。情熱さえあればいい。人を裏切らない製品を見つけることも大切です。

坂の上　やればできますからね。熱意と根気があれば、道は開けるものです。

ＢＯＳＳ　チャンスはいっぱいあります。

坂の上　私も全く同じ気持ちです。私はちょっと特殊で、12歳のときに、この世の終わりのような映像を白昼夢でバーンと見せられたんです。この先、どう頑張っても真っ暗な世界に行くことが12歳のときにわかると、結構悲しいものがあります。15歳で人生まっ暗でしたから。人類には、希望のない未来が来るとわかってしまったので、破滅に向かう人類の行く末をいかに救うか。未熟な人間を救えるのか？　そんなまっ暗の中で、どうやって絶望の中に希望の光を見出してゆけるのか。それが15歳の私の悲しいテーマとなりました。それで自分の力で稼げるものを持たないとダメだと思ったんです。本当ににっちもさっちもいかなくて、この世の中は続かなくなる。みんな大学に行って、企業に勤めてとやっているけれども、そのコースの先には滝つぼしか待っていないとわかった。人類はこのままでは滅亡に向かうだけだ。人間の尊厳は保たれなくなる。生きるために、多くのふつうの人々は、目先の金の奴隷となってしまうだろう。私の友達も、親も、全員が。すごくつらかった。だからこそピアニストになろうと決めたんです。

私は3歳からピアノを弾いていました。ピアニストといっても、物乞いみたいなもので大変です。本当に人を感動させる演奏ができればいいと思いました。ピアノを弾く人は何万人といる中で、ごく限られた人しかピアニストになれない。そのごく限られた人の中でも、世界のトップクラスはさらに限られている。でも、私はそれになりたいと思ったし、能力も才能もないのに、なれるとなぜか勝手に思っちゃったんです。

この世界は一旦終わる。アメリカも日本も全部滝つぼに向かっていくしかない。だから、国家資格とかでない限り、今学んでいることは全部無駄だ。映像を見せられていますから、おカネも意味がなくなるとわかっていました。15歳、16歳で人生真っ暗で、自殺したいとずっと思っていたんです。人類が滅んで、世界もむちゃくちゃになるとわかっていて、それがあまりにもひどい状態で、自分はたった一人でそれを助けることはできない。何とかしてみんなに伝えようと思ったけれども、誰も聞いてくれないし、ただの変人扱いをされる。そんなことをずっと経験してきました。今でこそやっと聞いてもらえるようになったし、出版依頼もいただき、講演も呼んでもらえますけれどもね。

私は最初からずっと警鐘を鳴らしてきました。どうなっても自分で食べていけるものを持たなければと思って、私の場合はピアニストになりました。そこから同じように本当にいい商品や技術を探すようになりました。私は10代のころからインドと非常に深い関係があって、30年以上、インドのマハラジャのある一族の一員となり、以来ずっとインド上流社会とインドの国家とつながりがあります。今思うと、インドと日本のかけ橋になるために、こういう数奇な人生だったのかなとも思います。

私はBOSSのように辛苦をなめたり極貧の生活を経験したわけではありません。ある意味、お嬢だったのかもしれない。しかし、急に哲学少女になって、なぜ人間は生きるのか、なぜこの世の中には苦しみがあるのか、なぜこれだけ宗教があっても、これだけ偉人がいても人は救われないのか、なぜ人間はこれだけ愚かなのかと、いろんなことを考えるようになったんです。

私が見た世の終わりの映像は、これからの世の中の姿です。今はまだそこまでいっていませんけど。さっきの船に乗っている人たちは、そこが安全だと思っているけれども、実は滝つぼに向かっている。そこから出なさいと言っても出られないのは、そこで給料という餌をもらっているから。本当は鳥かごのおりはないのに、おりから出ようとしないのです。実は飼っていてもらった方が楽だから、自由になりたくないのです。奴隷はけっこう楽で、やめられないのです。自由になると、自分で餌を取らないといけない。そんな厳しさとセットの自由が恐いのです。だから、自ら、おりの中に入って、飼われようとします。その考え方を変えて、苦しいかもしれないけれども、BOSSのように、自分で営業して、自分のクライアントをつくって、自分で道を切り開いていかないといけない。そうでなければ、いつかは滝つぼなんです。

人生は不平等だが、プラマイゼロ

BOSS　成功に年齢は関係ありません。ケンタッキー・フライド・チキンのおじいさんは65歳で成功しました。だから、決めて、立って、覚悟を決めればいいだけです。田中会長は創業の天才。僕は創業とかはあまり向いていなくて、グロース（成長）させる天才。

坂の上　創業と成長は両方必要です。そして、私はそれを発展させる。

BOSS　本田宗一郎も、藤沢さんという人が横にいて経営のことを任せていた。堤義明さんもそうだし。

坂の上　そういう人たちが必要です。いいチームをつくることですね。

BOSS　何もおびえることはありません。自分の周りには自分の友達という椅子がある。でも、果たしてそれが本当に友達なのか。自分が何か新しいことを始めて、友達だと言っていた人たちに「一緒に頑張ろうよ」と言うと、みんな席を立っていなくなります。でも、それを言い続けていると、俺もおふくろを幸せにしたい、〇〇を幸せにしたい、助けたいという人が座り始める。坂本龍馬も同じです。龍馬は土佐でもどこでも孤立しました。でも、やがては勝海舟、木戸孝允、グラバーなど、みんなが椅子に座って維新を成し遂げていく。だから、言い続けること、口に出し続けることはすごく大事です。

坂の上　それも断定する言葉で言ったほうがいいと思います。「何とかしたい」

とか「〇〇だろう」とか「〇〇になるでしょう」ではなく、「〇〇だ」と言い切ったほうがいいですね。

BOSS　これから日本は大変です。

坂の上　あと、アドバイスとしては、どんな自分自身であるかを自分で決めることです。実は、そういうことを考えるのは苦しいときとか大変なときです。大変なときだから、どんな自分であるかを決められる。ハッピーなときには決められません。

ということで、BOSSは壮絶な人生でした。田中豊彦さんとBOSS、お二人ともアップダウンが激しかったけれども、やっぱり神様はいるし、天は見ています。貧しかった人がいつまでも貧しいわけではないし、本気でやれば、いつだって立ち上がれる。今金持ちだからといって、永遠にそれが続くわけでもありません。人生は平等で、沈んだ分だけはね上がります。ダラダラした分だけ、落城します。皆さんは成功者の成功しているところしか見ませんが、その裏には、たくさんの失敗、たくさんの涙、たくさんの紆余曲折、たくさんの悲しみや苦しみがあったのです。

第三章

ワクチンにも対抗⁉　世界の無病化も目指せる⁉　人類史上なかったGセラミクスの奇跡の成分について‼

坂の上　今からコンドリの話をしたいと思います。コンドリのGセラミクスという成分の説明に入る前に、まずは開発秘話を教えていただけますか。Gセラミクスはそもそもいつに研究が始まって、どういう経緯を経て今に至ったのでしょうか。

小児ネフローゼで夭逝した長男滋豊君の思い「地球の平和を守りたい」に導かれて

田中　私が開発したものではないのですけど、ここに至る1つのきっかけとなったのは、実は私、8年半ぐらい前に、8歳半の長男を小児ネフローゼ症候群という難病で亡くしているんです。彼は田中滋豊という名前で、発病したのは1歳半のときです。今考えてみると、1歳から1歳半ぐらいにかけて予防接種をたくさん打っていたんです。

ネフローゼ症候群は腎臓系の病気で、治るタイプと治らないタイプがあるのですけど、彼の場合は大人になったら治るタイプでした。それで安心していたのですけど、毎年1回ぐらい、冬の時期にウイルスをもらうと発病してむくんでくるので、病院に入院してステロイド治療をして、2週間ぐらいで戻ってくる。だから、冬の間だけはウイルスに気をつけるというという生活を続けていました。発病していない期間はいたって元気で、スポーツも万能で、頭もよくて何でもできる子でした。

8歳半のときに、いつもは冬に発病するのに、その年は夏に水疱瘡のような症状が出た。ネフローゼや白血病の子は水疱瘡になるとちょっと危ないので、病院に連れていって入院しました。我々は、水疱瘡ではないかと言ったのですが、医師には「いや、違うでしょう」と感じで軽くあしらわれてしまった。ところが、急変して、集中治療室に入って5日間で亡くなってしまったのです。結果的には水疱瘡でした。

私はそれまでひたすらビジネスと金儲けの世界で仕事をしてきて、食にも気をつけず、健康管理もしていませんでした。彼を亡くしたことによって、そんな自分に疑問を感じるようになり、食や医療について、いろんなことを調べるために全国を飛び回りました。そうしたら、自分が思っていたのとは大分違って、地球も体も相当汚染されている。医療も疑い始め、息子を亡くした理由をいろいろ調べると、薬害の可能性があることもわかりました。

坂の上　食べ物も農薬まみれですしね。

田中　その後も事業は継続していましたが、息子を亡くした悔しさはずっとありました。息子は幼稚園の年中クラスのころに、画用紙に「大人になったら地球の平和を守りたい」と書いて、それに自分の写真を貼ったものを幼稚園でつくってくれていました。幼稚園のころは、ちょうど戦隊物の「侍戦隊シンケンジャー」がはやっていましたから、それを見て「平和を守る」みたいなノリで言ったのかなと思っていたんです。ただ、彼の葬儀にはたくさんの人が来てくれて、びっくりするぐらいの大行列でした。

坂の上　多くの人が来てくれたんですね。ありがたいですね。

田中　2人の先生から「彼からはいろいろ学びました」と言われました。彼は生まれ持って、世の中に笑顔を与えていく。自分がつらい思いをしても笑顔を与えていく。そんな子でした。天才だったんですかね。何でもできたし、いじめられている子がいたら助けていました。

坂の上　お父さん譲りですね。

田中　とにかく人間力としては僕よりも全然できていたので、それだけ早く修行も終わって上に上がったのかなと思いました。そして、彼が言っていた「地球の平和を守りたい」という言葉、これは自分がやらないとまずい、金儲けばかりはよくないなと思ったんです。

小児ネフローゼを発病しないサプリが「Gセラミクス」だった!?

田中　いろいろ探していくうちに、小児ネフローゼを発病しないサプリがあることを聞きつけました。その原料がGセラミクスだったんです。それをつくっていたメーカーは、たまたま私が全国を飛び回っていたときに行った中の1社で、そういう関係もあって、僕はすぐにその会社に飛んでいきました。

そこで息子の思いや、息子がどういうふうに亡くなったかを話し、「僕は世の中に笑顔を与えたい。何とか扱わせてくれませんか」とお願いしました。すぐにはオーケーが出なかったので、何度か通いました。そこのメーカーの社長も笑顔づくりをされている方で、町の活性化も自分の利益に関係なくやっている、若いのに非常にすばらしい方でした。お互いに話がかみ合って、「田中さん、あなたが本気でやるなら特別に商品を出しましょう」ということで、一緒に開発させていただいて発売に至ったという経緯でございます。

坂の上　この製品は、滋豊君の思いでできています。社名も滋豊君からとっていて、豊かに茂る、豊かに成長するという意味の「グローイングリッチ」。そして、世界を助けたい、世界を平和にしたい、世界の無病化を目指したいという思いで創業しております。私もＢＯＳＳも田中さんもなぜかこの製品にかかわることになって、これを日本、また、日本から世界へ届けていきたいと思っています。

ゼオライト→Gセラミクス→コンドリは60年の研究の末、誕生した!!

坂の上　この成分は、きのうやきょうできたわけではありません。コンドリはまだまだ新しい製品ですけれども、その成分のＧセラミクス、ゼオライトがどのように開発、研究されてきたのかを語っていただけますか。

田中　実際、長年の研究があるんです。

坂の上　何年ぐらいでしょうか。

BOSS　今から60年前に、大学の佐藤教授という方が、牡蠣殻と山形県産ゼオライトに熱をかけることによって特殊なミネラルになることを発見しました。熱のかけ方によって吸着率が2倍になったり、吸着しなかったりします。ゼオライトにはプラスの電気を持っている物質を吸着するという性質があります。例えば、魚はプラスの電気のアンモニアを持っているので、水槽にセラミックボールを入れて濾過材として使われます。福島県の除染の関連で言うと、被曝の原因のセシウムもプラスの電気を持っています。

　ゼオライト自体はマイナスの電気を持っていて、特殊な熱のかけ方をすると吸着率が2倍になります。吸着率が2倍になったゼオライトパウダーは、水に触れると水の分子を使って電子と水素イオンを大量に発生します。電子と水素イオンが体の中で大量につくられて、プラスの電気のものを吸着して排泄する。これは植物成分でも野菜や果物の成分でもなく、天然の鉱石、沸石（ゼオライト）のパウダーです。それが体の中に入ると、体内をきれいにしながら水素と電子を大量に体中に還元してくれる。その温度を見つけ出すのに、ほぼ60年かかっています。60年間、焼き続けているんです。

坂の上　60年間、失敗を繰り返した。大変な研究ですね。

ＢＯＳＳ　できたパウダーに対して、千葉大学、東京大学、静岡県立大学は11年間、活性酸素に対してどれだけの還元があるのか、天然成分をどれだけブーストするのかという検証をし続けています。

今はワクチンを打ったり、空気感染もあるし、ケムトレイルなどのいろいろな害毒があります。食物も汚染されています。そういう時代に、田中さんの情熱で、初めてメーカーが処方し、メーカーがつくった製品がコンドリです。ですから、世の中に全くないものです。コンドリは体の中に電子と水素イオンをつくります。電子と水素イオンがくっつくと水素になります。皆さんが吸っているのはｐｐｍが測定できる水素ガスとか水素水ですから、コンドリが体の中につくり出す電子と水素イオンとは全く違います。水素ガスを吸っても、水素イオンにも電子にもなりづらい。コンセプトに違いがあるのです。

特に、ワクチンを打った人は血液が３価鉄になります。要は、さびるということです。3価化鉄は非ヘム鉄です。2価鉄は酸素を運べるヘム鉄で、これが正常な血液です。ヘム鉄から電子がなくなると、非ヘム鉄、すなわち3価鉄になります。ワクチンを打った人は電子がどんどん奪われて、血液が3価鉄になり、酸素を運べなくなります。

では、なぜコンドリを飲むと2価鉄の血液になるのか。コンドリは体の中に大量の電子をつくっているので、血液のヘム鉄に電子がくっついて2価鉄になる。単純なことです。2価鉄は大量に酸素を運べます。ミトコンドリアは酸素がないと動きません。酸素が一番重要です。そして、ミトコンドリアは水素イオンで動いています。コンドリは水素イオンをつくっているので、コンドリを飲むとミトコンドリアがめちゃめちゃ強くなって、体温が上がります。ミトコンドリアがアデノシン三リン酸（ATP）をつくるときにエネルギーが発生して、体温が上がるのです。逆に、ミトコンドリアに酸素と水素イオンが供給されなくなると、体温は下がります。免疫も下がります。調べれば調べるほど、コンドリはとんでもない製品です。

坂の上　そして、オンリーワン。

BOSS　ほかのメーカーはまねできません。

坂の上　Gセラミクスの含有量がこんなにあるのはコンドリだけなんですね。

救える命を見捨てない、世界の無病化を成し遂げたい⁉

坂の上　それでは、滋豊君のお話に戻ります。社名からして滋豊君の名前がついています。先ほどのBOSSの人生もそうでしたね。ある意味、ドーンと沈んだから、ドーンと上がれる。深く沈めば沈む分だけレバレッジが効いて、それがバネになって、上がるときにはその何倍もボーンと上がる。この製品が誕生する背景には滋豊君がいるんですね。

田中　「おやじ、金儲けばかりやってないでちゃんとやれよ」と言っているのだと思います。「みんなの笑顔をつくって、みんなを喜ばせて金儲けしなよ。修行が足りないよ。俺はもう修行が終わって上に上がっているから、さっさと世の中にいいことをやって上がってきて」ということだと思っています。

坂の上　すごく霊格の高い子が生まれたのだと思います。昔、何かの偉い人だったんじゃないですか。

田中　多分そうだと思います。僕はいろんな仕事でいろんな人に会っていますけど、「すごいな」と思う人はなかなかいません。でも、彼は人間力がすごかった。

坂の上　そういう子に生きてもらいたかったですよね。もしかしたら、日本や世界を変える力がある仕事をしてくれたかもしれない。そういうすばらしい子が、ネフローゼという難病で、生きたくても生きられなかった。生きたくても生きられない人は多いと思います。そんな人ばかりじゃないでしょうか。

視力を失ったり、筋肉が動かなくなったり、記憶できなくなったり、昔できていたことが今できないのはつらいものがあります。自分の手でいろんな作業ができていたのに、もうできない。そういったことを今の医学は、対症療法はできますけれども、根本的にはどうにもできない。しかし、コンドリはそれを解決に導く強力なサポートができます。コンドリのＧセラミクスという成分がそれをやるというよりは、不要なものを体から取り除くことによって、本当に必要なもの、自己免疫力、自己治癒力を高めていって自分を癒やす力が復活します。野性に返るといいますか、体の内部が原点に戻るのです。

我々はそれぞれ３人、別の人生経路を通ってきました。一人はジャズピアニストになり、その後、国際金融の世界に行って、そして今はＩＴ会社、ＷＥＢ制作、ＥＣ、ＡＩの開発をやりながらコンドリも扱っています。ＢＯＳＳは、家なき子のような人生から大逆転して、今は「営業の天才」と言われるまでになって大成功されています。そして、田中さんは、お母さんの苦労を見てきて、貧しくて大変なこともあった。しかし、愛する息子を失うというどん底を経験することによって、その死を無駄にしないためにＧセラミクスを製品化した。もしＧセラミクスを滋豊君が飲めていたら助かったかもしれません。それぐらいのものなんです。

まだ救える命を見捨てない。そして世界の無病化を目指したい。それが我々の理念です。

おいしく元気になれる新製品でさらなる無病化へ!?
Gセラミクス＋だし＆栄養スープ・ペプチドとのコラボレーション!!

坂の上　今からおだしを配りますので、飲んでみてください。ただのだしではありません。栄養たっぷりな天然のだしです。天然のだしをつくるのはなかなか難しいです。このだしだけでもかなり健康になれますが、1包に1・5錠分のGセラミクスも加わっています。このだしは、ものすごくおいしいです。だしメーカーさんと提携してつくっていますが、普通のだし製品の3倍の濃さです。私は、これで御飯を炊いたり、洋食もつくってみたいなと楽しみにしております。

私の長男はミトコンドリア病で、12歳までに死ぬと言われていました。私はマーケターでしたから、自分のことならどんな問題も何とか解決してきました。でも、愛する息子が死ぬと言われたときに、生まれて初めて自分の力ではどうにもできないことがあるとわかって愕然としました。名医という名医を回って彼を診てもらいましたが、ミトコンドリア病は難病中の難病で、治せる医者も治療法もない。うちの子は死ぬしかなかったんです。

私は食べ物が人の体をつくると思っていて、それがエンジェルバンク（http://angelbankjapan.com　reiko@angelbankjapan.com　TEL：03－6811－0420）、ドクターオーガニックNAU、NAUカフェにつながっていきます。完全無農薬、無化学肥料、除草剤もまかない農業でできたものでNAUメニューをつくって、それを出すようにしました。レシピも全部自分で考えました。それはただおいしくつくるレシピではなく、治癒力を高めるレシピ、冬になったらインフルエンザワクチンのかわりになるレシピ。私は子どもにインフルエンザワクチンを打たせませんでしたからね。風邪になっても自分で治せる体をつくるレシピもあります。食は薬です。坂の上レシピの本を出してくれと言われましたが、忙しくて出していません。

私の息子は今も生きています。もう20歳になりました。時々、小児麻痺みたいに口がゆがんだり動きがおかしくなったりしますが、ムリだと言われていた運転免許も取ることができました。本当に食は大切なんです。私は無農薬、無化学肥料、除草剤不使用のNAUメニューにコンドリを入れて、冷凍食品として出したいという企画が頭の中にあります。そもそも坂の上レシピがあるので、それでうちの子たちは全然大丈夫です。言いすぎかもしれませんけれども、ミトコンドリア病も私のレシピが治したのではないかと思っています。

このだしも、それに匹敵するようなものです。このだしだけでもすばらしいのですが、そこにGセラミクスが一包に1・5錠分入っております。お茶のほうは一包に2錠分入っております。

田中　おいしいですよね。このだしは、カツオ、カタクチイワシ、原木シイタケ、無臭ニンニク、昆布を、暴瀑という方法で、圧力をかけてそれを解除して乳化させています。化学の力は使っていません。メーカーさんはカツオを溶かすのに塩酸を使ったりいろいろなものを入れますが、このだしは全く化学を使っていない。生き物の頭から骨から目玉から全部溶かして、さらに吸収をよくするために、特殊な膜を通してペプチド化させています。ですから、飲んだものが10分で体内にすっと入っていきます。

坂の上　全細胞にね。

田中　生き物の持つエネルギー、パワーをそのままいただけるので、これだけでも病気が治りそうです。そこにGセラミクスを合体させました。Gセラミクスは大量に電子を供給しますので、カツオやコンブなどのもともとのエネルギーのパワーを増幅させて、さらにパワーアップする最強の料理の一品になるんじゃないか。おいしく元気になれるのが一番なので、これを新製品として出したところでございます。

坂の上　出たばかりなので、ぜひ皆様もオーダーしてみてください。ヒカルランドさんでも買えます。しかも、インターネット会員になって買うと、定期購入で50％オフになります。

第四章

説明の天才BOSSによる
Gセラミクス集中講義

このゼオライトは地球上で静岡にあるただ1社しかつくれないものです!?

BOSS　２０２４年は正月に震災や飛行機事故があって、明るい正月ではなかったと思います。私も１月５日に震災の地に入りまして、水を約５０００本と毛布をトラックに満載して、日帰りで１０００キロ走って、僕たちの仲間がいる補給センターにコンドリのサプリメントとだしを持って行きました。本当に極端で、ものすごく壊れているところと、全然大丈夫な町が混在している状況でした。大変な２０２４年の幕開けになったなと思います。日本中で病気で困っている人たちは、震災被害を超えるぐらいまだまだたくさんいます。そういった人たちにこの製品が渡ったら、本人も家族もどれだけ楽になって可能性が広がるのだろうと思いながら車を運転して帰ってきました。

Ｇセラミクスについて、初めてお話を聞かれる方も何回も聞かれている方もいらっしゃると思いますけれども、そこの部分だけ特化してお話ししていきたいと思います。

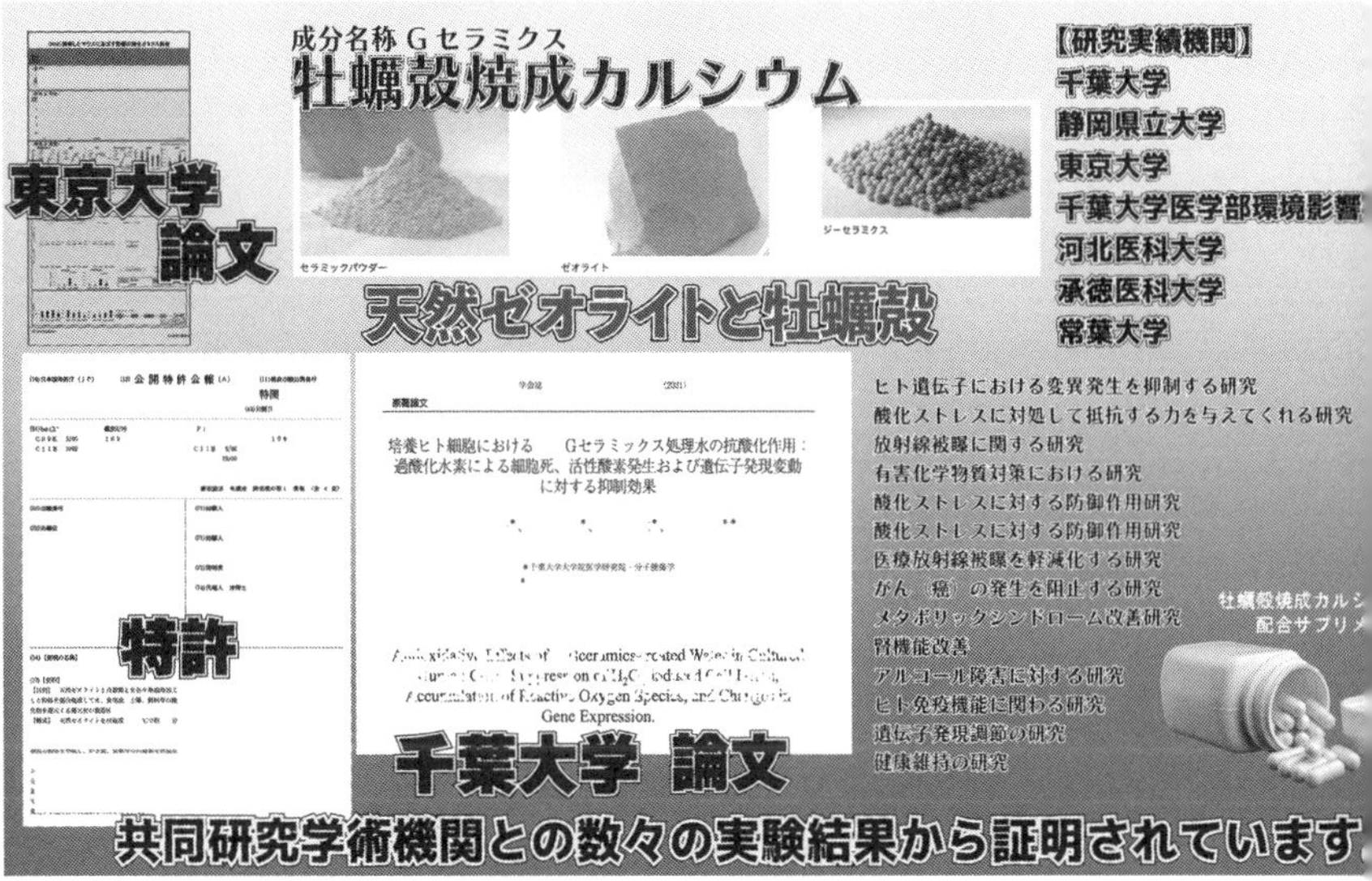

（スライド20）

（スライド20）

この成分は、天然のゼオライトと牡蠣殻です。一つは1200度、一つは700度で3日間焼きます。1トン近いものすごく大きな窯でも何百キロしか焼けません。その温度に特許があるので、まねできません。中国も台湾も韓国も、日本のメーカーも、この錠剤の中身を分析して同じものをつくろうとしましたがダメでした。メーカー独占なんです。田中さんは日本でターボセルを300億円以上売り抜いた社長です。それが途切れたのは、特許がないから類似品がつくられて価格が暴落したからです。世の中のサプリメントは、NMNがいいとなるとNMN、5―ALAがいいとなるとＡＬＡがたくさん出ます。だけど、このゼオライトは地球上でこの静岡のメーカーしかつくれないのです。

ドバイの王族からは７３０億円の契約金の提示があった⁉

こういう話があります。中東ドバイの王族の人がいて、お姉さんが悪性リンパ腫になりました。その人は10兆円規模の会社を幾つも持っていて、おカネは幾らでもありますが、ドバイでもインドでも助からない。チャーター機で日本に来て、日本の医学でも助からないと言われました。それがこのＧセラミクスのことを聞きつけて、１００本以上買ってお帰りになりました。最近の話です。毎日30錠飲んだら、悪性リンパ腫はきれいになくなって、お姉さんは元気になったそうです。中東の人にとっても、Ｇセラミクスは命の恩人です。その方は中東の化学者を全部集めて、カネは幾らでも出すから、この成分で同じものをつくれと言ったのですが、結局、できなかった。それで会社に電話があって、「７３０億円の契約金を出すから、中東で売らせてくれ」と言われました。皆さんが今飲まれているのは、それぐらいの価値があります。

Gセラミクスは、60年間の歳月をかけて焼き方だけに集中しました。でき上がったパウダーに対して、千葉大学、静岡県立大学、東京大学、河北医科大学、常葉大学は11年間、検証を続けています。東京大学の論文、千葉大学の論文の一部をここに出しています。僕のパソコンにも論文がいっぱい入っています。東京大学はこの成分で特許を取っています。

コンドリは、ほかのサプリメントと一緒にしないほうがいい。漢方でも薬でもないし、ファイトニュートリエント（植物栄養素）でもない。人類史上なかったものです。抗酸化剤でも、ビタミン剤でも、栄養素でもない。なぜなら、基本的に石ですから。山の石とカキ殻をガリガリ食べるわけではないですからね。

腸の中の宿便にたまった重金属・有害物質を固めて排泄するのです!?

（スライド21）

天然のゼオライトを特殊な焼き方でつくったパウダーは、マイナスの電気を帯電しています。ゼオライト自体もマイナスに帯電していますが、ゼオライトを体に吸収する仕組みはありません。水には一瞬溶けて白く濁りますが、やがて沈殿します。20年たって振っても、溶けずに沈殿します。ゼオライトは高い安全性も確認されています。整腸作用や有害物質の排出効果も期待されています。腸の中の宿便には重金属が大量に保管されています。そこから腸管の何かのきっかけで血液の中にジワジワ入っていき、最終的には髪の毛の先っぽにたまります。それまでの間にさまざまな悪さをします。

（21の続き）

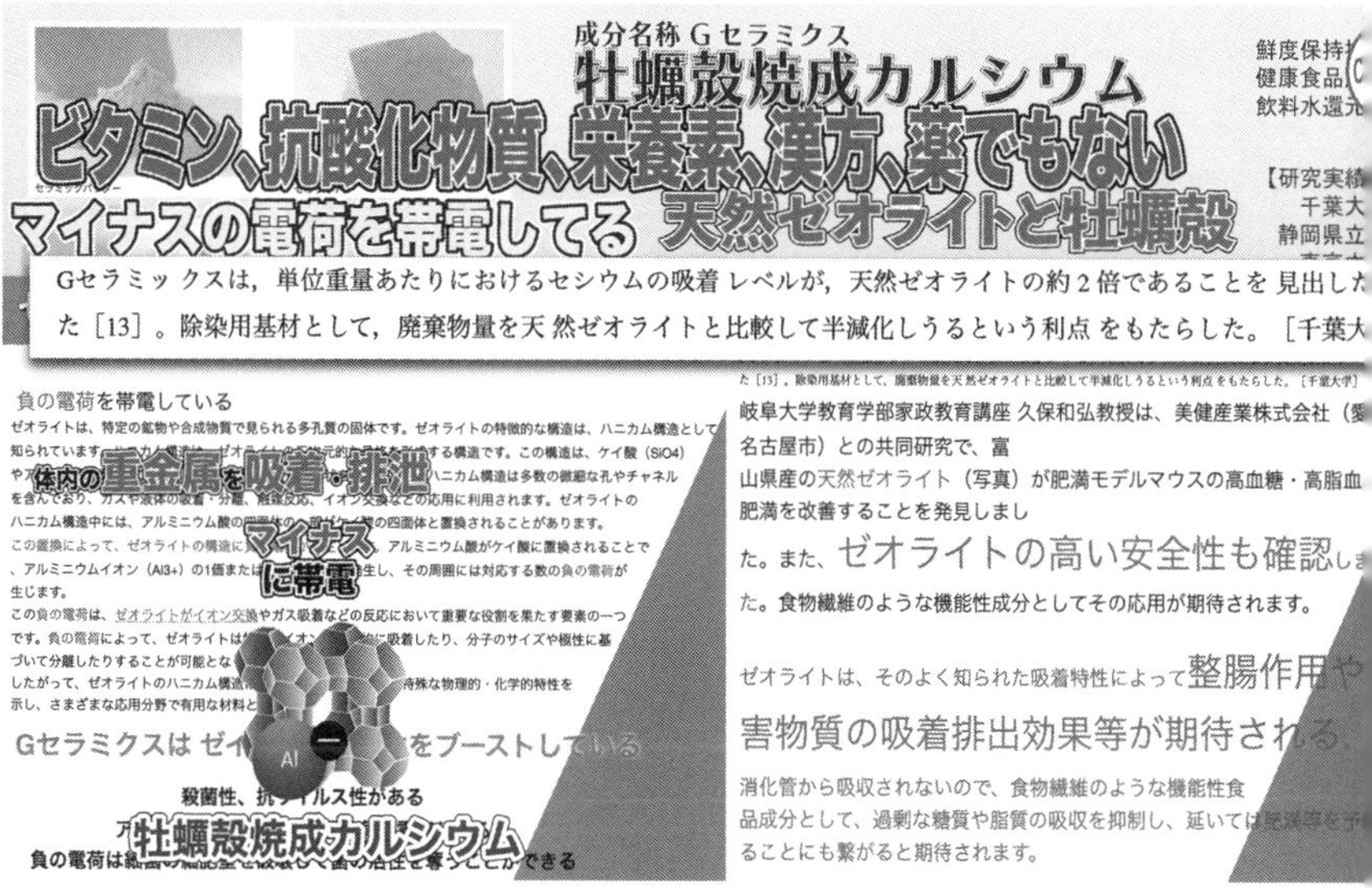
成分名称 Gセラミクス
牡蠣殻焼成カルシウム
鮮度保持
健康食品
飲料水還元
ビタミン、抗酸化物質、栄養素、漢方、薬でもない
マイナスの電荷を帯電してる 天然ゼオライトと牡蠣殻
【研究実績
千葉大
静岡県立
Gセラミックスは，単位重量あたりにおけるセシウムの吸着 レベルが，天然ゼオライトの約２倍であることを 見出した
た［13］。除染用基材として，廃棄物量を天 然ゼオライトと比較して半減化しうるという利点 をもたらした。［千葉大
負の電荷を帯電している
ゼオライトは、特定の鉱物や合成物質で見られる多孔質の固体です。ゼオライトの特徴的な構造は、ハニカム構造として
体内の重金属を吸着・排泄
ハニカム構造は多数の微細な孔やチャネル
ハニカム構造中には、アルミニウム酸の
の四面体と置換されることがあります。
アルミニウム酸がケイ酸に置換されることで
、アルミニウムイオン（Al3+）の1価または
生し、その周囲には対応する数の負の電荷が
生じます。
マイナスに帯電
この負の電荷は、ゼオライトがイオン交換やガス吸着などの反応において重要な役割を果たす要素の一つ
です。負の電荷によって、ゼオライトは
に吸着したり、分子のサイズや極性に基
づいて分離したりすることが可能とな
したがって、ゼオライトのハニカム構造
特殊な物理的・化学的特性を
示し、さまざまな応用分野で有用な材料と
Gセラミクスは ゼイ
をブーストしている
Al
殺菌性、抗ウイルス性がある
牡蠣殻焼成カルシウム
負の電荷は
できる
岐阜大学教育学部家政教育講座 久保和弘教授は、美健産業株式会社（
名古屋市）との共同研究で、富
山県産の天然ゼオライト（写真）が肥満モデルマウスの高血糖・高脂血
肥満を改善することを発見しまし
た。また、ゼオライトの高い安全性も確認しま
た。食物繊維のような機能性成分としてその応用が期待されます。
ゼオライトは、そのよく知られた吸着特性によって整腸作用や
害物質の吸着排出効果等が期待される。
消化管から吸収されないので、食物繊維のような機能性食
品成分として、過剰な糖質や脂質の吸収を抑制し、延いては
ることにも繋がると期待されます。

（スライド21）

どういうものがあるかというと、鉛、水銀、ヒ素、カドミウム。有毒粒子というのは、横田基地から飛び立った飛行機がケムトレイルをばらまいて大気汚染を引き起こしています。歯の治療剤には水銀、化粧品には鉛。日常の生活習慣の中の洗剤や化粧品も含めて、重金属が体の中にどんどん吸収されて宿便にたまります。そこにマイナスの電気を帯電しているゼオライトパウダーが入ると、プラスに帯電した有害物質を吸着して、固めて排泄します。ですから、飲めば飲むだけ腸がきれいになります。腸活は非常に重要です。ゼオライトを飲むと、極端な話、大便の色が黄色くなってきます。においがなくなって、便が水に浮く人もいます。めちゃめちゃいい状態の便

になるんです。

腸を整えれば病気は防げる

全ての病気は腸から始まります。腸内細菌は腸で水素イオンを大量につくります。においのしないおならは水素です。においのするおならはメタンです。抗がん剤を打っている人は腸内細菌がやられるので、黒い便になります。水素イオンがつくれなくなって、体内で水素欠乏症になります。結果、ミトコンドリアの機能が停止して、がんは転移します。

（スライド22）

千葉大学で、このパウダーを使って福島県のセシウムの吸着実験を行いました。近畿大学で電気的な力でセシウムを吸着する機械をつくり、セシウムを73・４％も吸着できたということで世界的なニュースになりましたが、このパウダーは95％から１００％吸着します。レベルが違います。千葉大学のエビデンスを見れば、

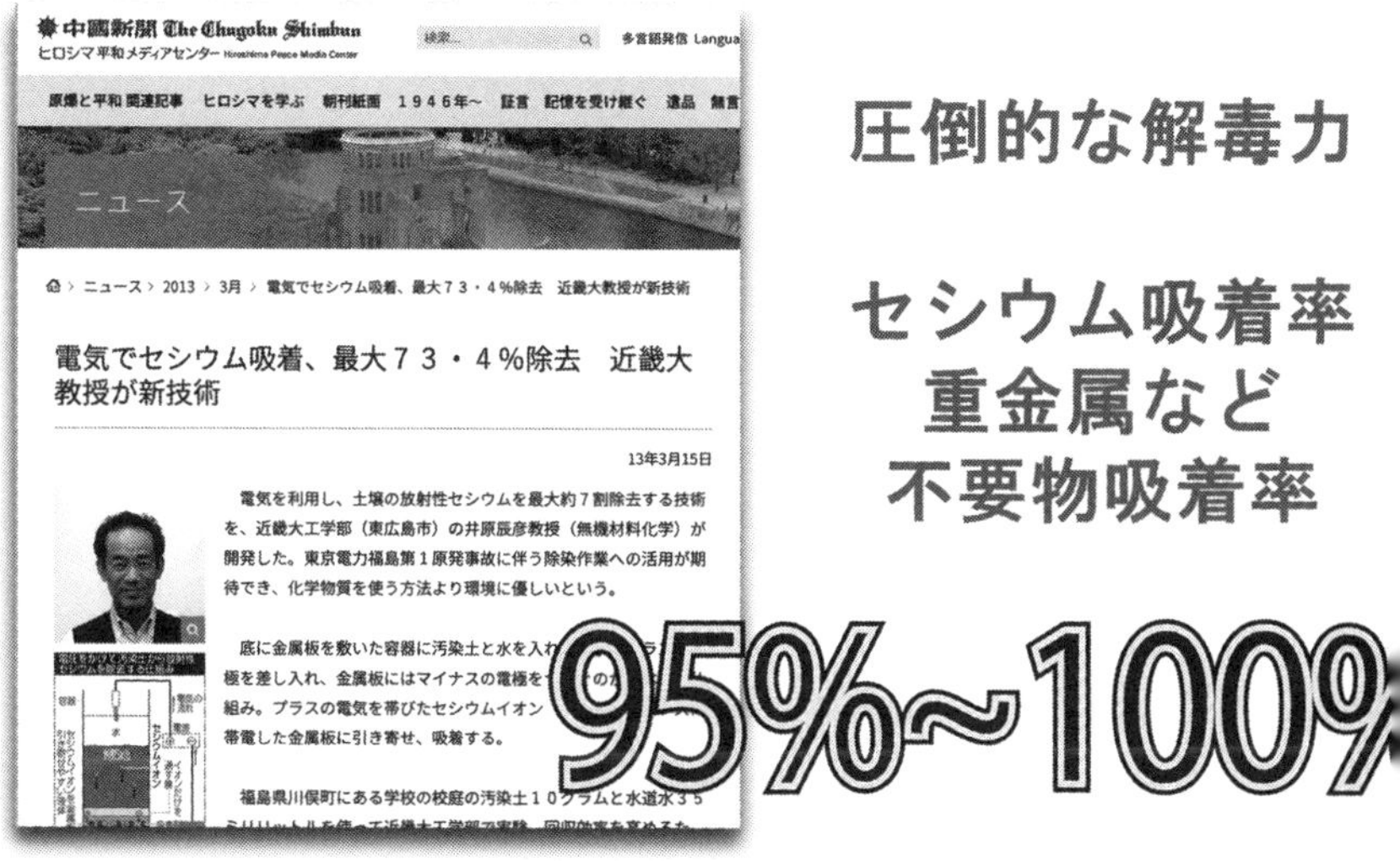

（スライド22）

これは論文ですけど、「Gセラミクスは、単位重量当たりのセシウムの吸着レベルが、天然ゼオライトの2倍」とあります。2倍というのはすごいです。人間の体に入っても2倍です。ですから、重金属がどんどんなくなって、体の中で活性酸素がつくられにくい状態になるということを理解していただければと思います。

サプリ・化粧品の抗酸化、酸化と還元の歴史を一変させてしまったのです!?

（スライド23）

千葉大の医学研究員の教授のお世話になり

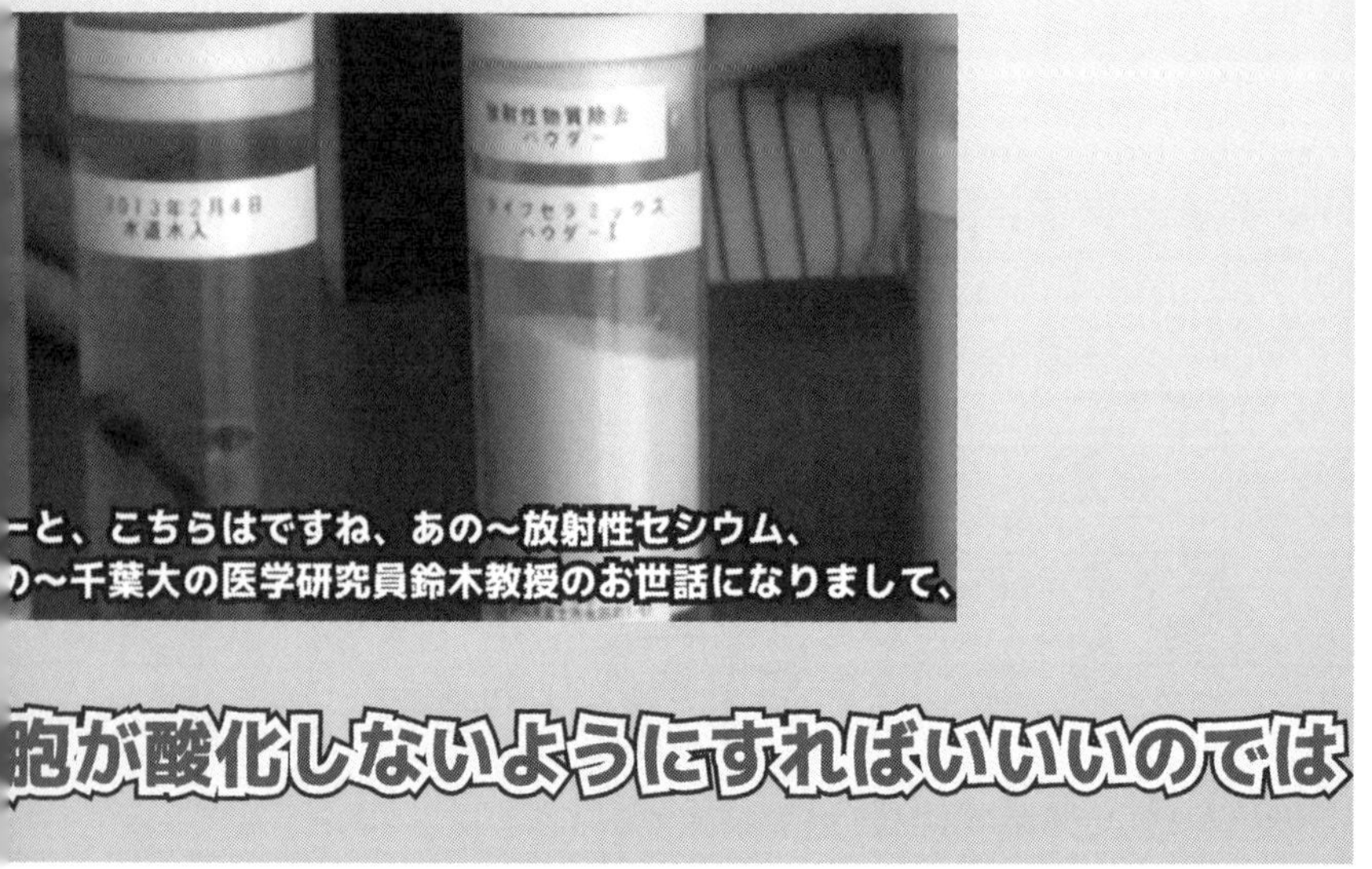
ーと、こちらはですね、あの〜放射性セシウム、
の〜千葉大の医学研究員鈴木教授のお世話になりまして、
胞が酸化しないようにすればいいのでは

（映像・スライド23）

まして、放射性セシウム吸着実験を行いました。その結果、95%から１００%の放射性セシウムを吸着できるというデータをいただきました。

私の知る限り、セラミクスは高圧下で化合物ができると考えられますけど、材料は具体的に何でしょうか。

私たちは当初、酸化と還元の技術からのスタートだったんです。予測として、細胞が酸化しないようにすればいいのではないのかなと……。

（スライド24）

「細胞が酸化しないようにすればいいのではないか」という原点から、60年、試行錯誤で

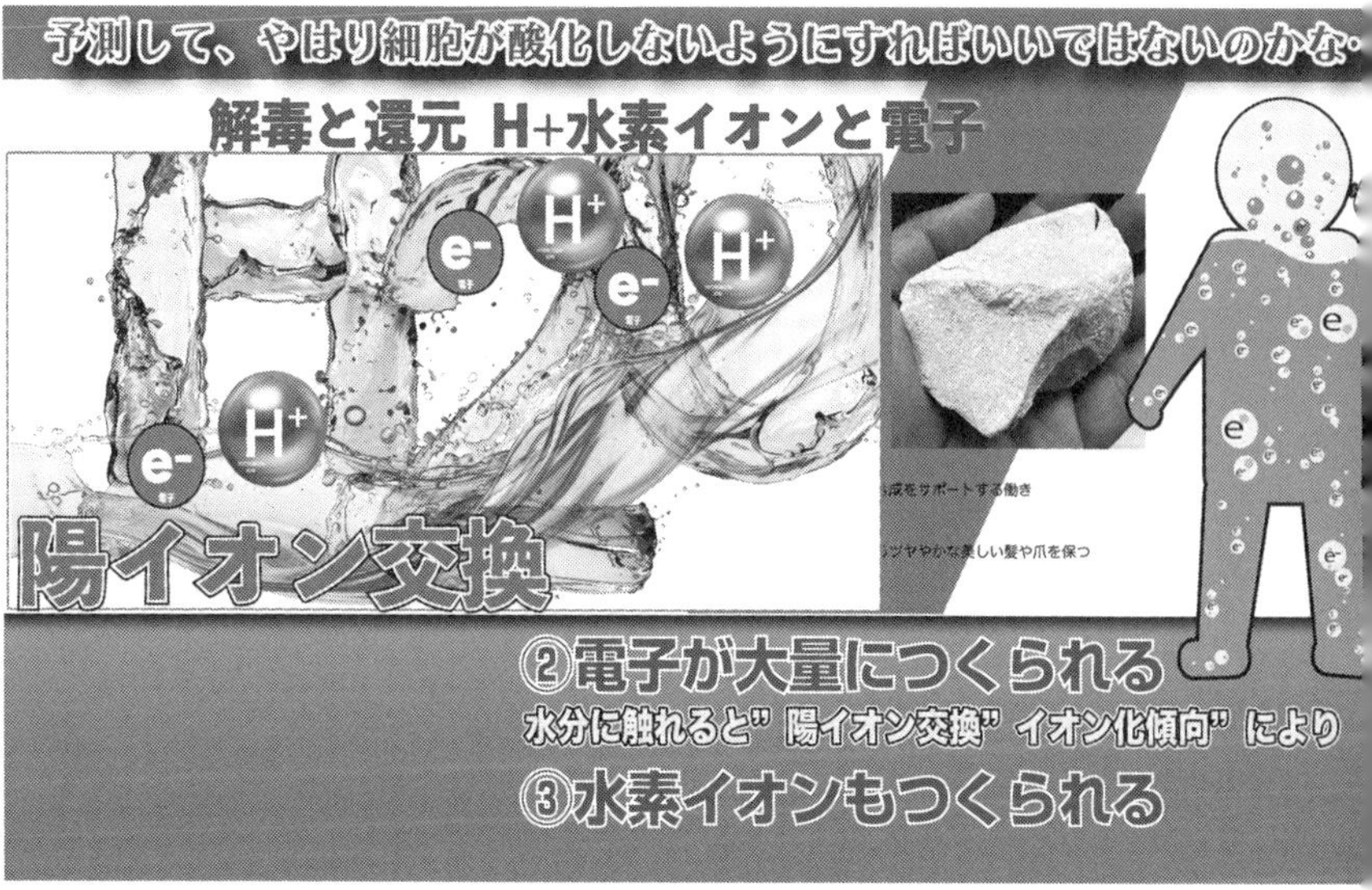
予測して、やはり細胞が酸化しないようにすればいいではないのかな・
解毒と還元 H+水素イオンと電子
e-
H+
陽イオン交換
②電子が大量につくられる
水分に触れると"陽イオン交換" イオン化傾向"により
③水素イオンもつくられる

（スライド24）

焼き方を変えてきました。今までのサプリメントメーカーも必ず酸化と還元なんです。化粧品も酸化と還元です。紫外線に当たると、ヒドロキシルラジカル、一重項酸素という活性酸素が発生します。コラーゲン、エラスチン、ヒアルロン酸にダメージを与えると、しわ、たるみ、くすみができて、テクスチャーが下がります。それを防ぐために、コエンザイムQ10とかビタミン入りの化粧品を塗ります。それは抗酸化、酸化と還元の歴史です。目が悪ければルテイン、スポーツをやるには抗酸化剤というふうに、常に何かをプラスすることで活性酸素を消去しようとしてきた。

でも、この考え方は間違っています。

H2Oは水素を2つ握っています。水素は

元素周期表で1丁目1番地。水素がなければ、宇宙も、水も、生命も誕生しませんでした。人間の体重の10％は水素です。構成物質の73％は水素です。水素が起源なんです。このパウダーが水に触れると、電子と水素イオンが体の中に発生します。

水素と電子の利点は何か。イメージしながら聞いてほしいのですが、ビタミン剤は血液、体液、リンパ液を通して各部位に届けられますが、水素と電子はリンパにも遺伝子の核の中にも活性酸素を目がけて飛んでいきます。活性酸素がなければ体から出ていきます。

ある60代の女性が手乗り文鳥を5羽飼っていました。ところが、手乗り文鳥が手に乗らなくなってしまった。体調が悪くて病院に行くと、「大腸がんです」と言われました。がんになるとにおいが出るので、鳥が寄りつかないのです。その女性がコンドリを飲み始めると、3日か5日して、最初は1～2羽がとまり、やがて5羽が頭や肩にとまるようになった。余った水素イオンが体から抜けるので、そこに集まるのです。動物はだませません。最終的に、その女性はがんがよくなったそうです。

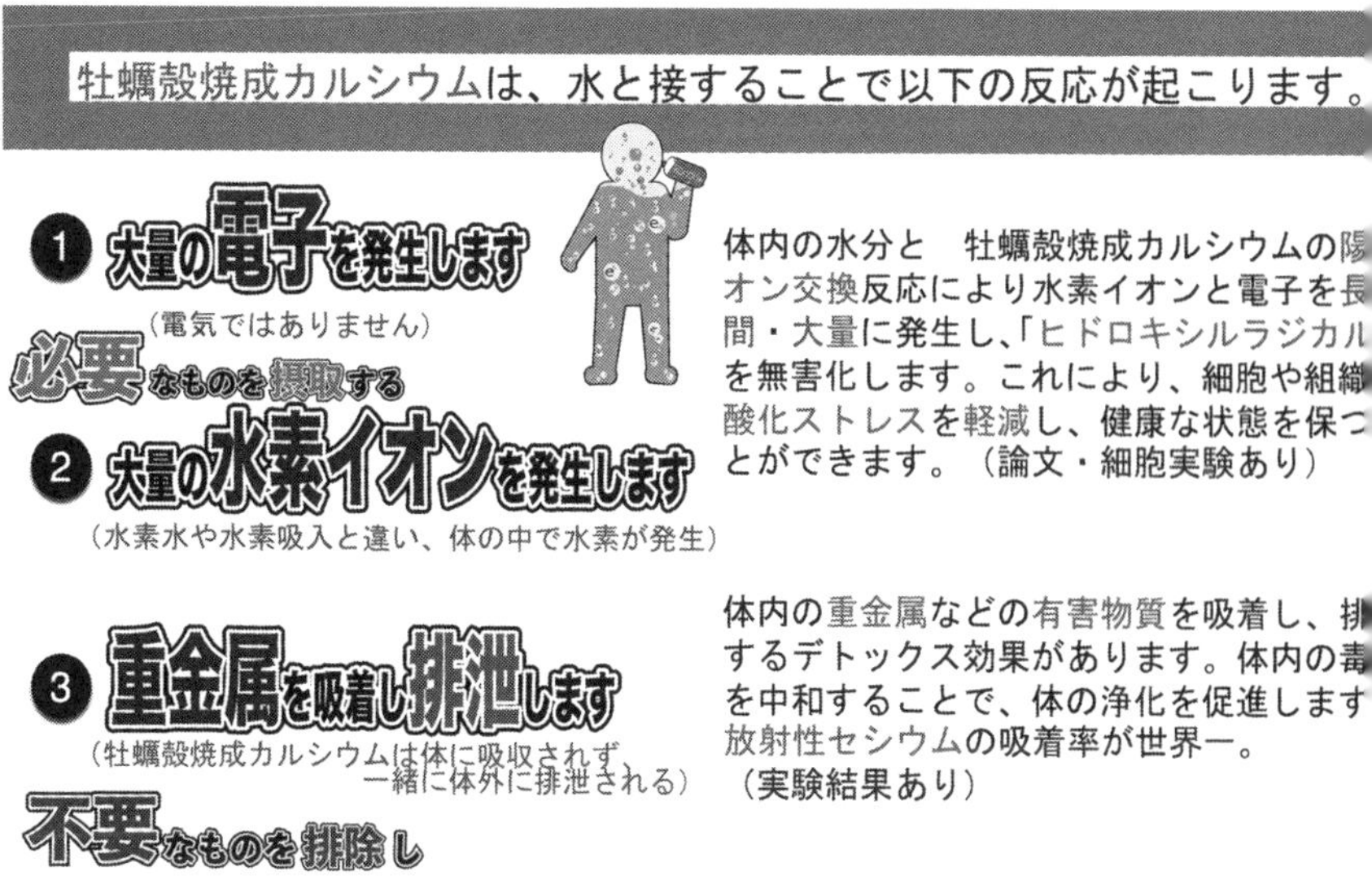
牡蠣殻焼成カルシウムは、水と接することで以下の反応が起こります。
1 大量の電子を発生します
（電気ではありません）
必要なものを摂取する
2 大量の水素イオンを発生します
（水素水や水素吸入と違い、体の中で水素が発生）
体内の水分と　牡蠣殻焼成カルシウムの陽
オン交換反応により水素イオンと電子を長
間・大量に発生し、「ヒドロキシルラジカル
を無害化します。これにより、細胞や組織
酸化ストレスを軽減し、健康な状態を保つ
とができます。（論文・細胞実験あり）
3 重金属を吸着し排泄します
（牡蠣殻焼成カルシウムは体に吸収されず
一緒に体外に排泄される）
不要なものを排除し
体内の重金属などの有害物質を吸着し、排
するデトックス効果があります。体内の毒
を中和することで、体の浄化を促進します
放射性セシウムの吸着率が世界一。
（実験結果あり）

（スライド25）

赤ちゃんのときの潤沢な水素量と電子量が蘇って、細胞一つ一つが最適化されるのです!?

（スライド25）

今までは、皮膚なら抗酸化物質を塗ったり、ビタミン剤を飲んだりするというのがケアの考え方でした。ここの会社は、要らないものを排除して、体の中で必要なものをつくるという考え方でやっています。天然の沸石と牡蠣殻をまぜて焼いた特殊なゼオライトパウダーは、体に入っても無害です。体に吸収されないので、残留も副作用もない。水に触れた

瞬間に電子と水素イオンを大量につくり、体から出ていく過程で不要なものを排除します。ある意味サプリメントを超えています。

サプリメントでも栄養補助食品はいいのです。ミキプルーンを飲んでいたらミキプルーンでいいし、セサミンを飲んでいたらセサミンでもいい。それを食品で補うのであれば、ちゃんとした米とみそ汁とたくあんなど、いいものをしっかり食べる。パンやカップラーメンは食べない。その上でこのゼオライトを飲んでおけば、赤ちゃんのときに体の中にあった潤沢な水素量と電子量が蘇って、細胞一つ一つがダメージのない状態になります。

世界最大の品質保証会社SGSで調査してGセラミクスはあり得ない毒性残留値ゼロ!?

肝臓と膵臓は200日、皮膚は28日で入れかわります。これを「ターンオーバー」といいます。細胞はたんぱく質をつくっています。コラーゲンもエラスチンも肝臓も腎臓も、全部たんぱく質です。入れかわるために代謝しています。ダメージのない状態で代謝したら、状態はめちゃめちゃよくなります。女性はパックをしたり、皮膚を一生懸命ケアします。肝臓も腎臓も皮膚と一緒なのに、内臓のケアは全然しません。それは見えないからです。痛みが出たときには手遅れです。がんが生まれて初期がんになるまでに7年から9年かかります。その間は自分のことを健康だと思っています。健康と元気は違います。電子と水素イオンを体の中に大量につくることで、皆さんの健康寿命を延ばすことができます。

サプリメントは、もはやジ・エンド、ゲームオーバーです。ドラッグストアの薬も対症療法にすぎません。必要なのは、切った貼ったの西洋医学の一部です。心臓を回復させるとか、そういった西洋医学は大事です。あとは、日々の病気にならないための投資です。日本国民は、病気になったときのために保険に44兆円もかけています。まずは病気にならないように、家族のためにコンドリを買っておくことが大事です。

（スライド26）

このパウダーは体に入っても吸収されません。15年前に、他社で製品化したG

SGS

検査・検証・試験および認証業界において、スイスのジュネーブに本拠地を持ち、世界的なリーディングカンパニーである『SGS』の台湾研究検査所で、**４７３品目の毒素・残留農業検査**全てにおいて**残留値が０**という、まれにみる好結果を得ることができました。

成分名称 G セラミクス

SGSって何？

SGS inspection and certification body

SGSグループとは、検査、検証、試験および認証業界において世界的にTOP企業です。現在では世界の2,600以上のオフィスおよび研究所で94,000名を超える社員が活躍しています。

本のSGS

GSの歴史は1878年にフランスで穀物の輸出入監督サービス会社として設立されたことにまります。1922年には農作物や鉱物の検査業務を行うファー・イースト・スーパーイテンデンス・コムパニー（FESCO）として日本支社が立ち上がりました。1987年にはOの審査と認証を行うSGSジャパンとして株式会社化し、2003年に現在の法人名となり日に至っております。

（スライド26）

セラミクスをＳＧＳというところで調べました。ＳＧＳの歴史は古く、世界最大級の品質保証会社です。メルセデスベンツも日立製作所も、商品を消費者に売る前にＳＧＳで検査をします。９万４０００人の研究者、２６００のオフィスを持ち、漢方、薬、化粧品、お酒、調味料など４７３の毒性試験が行われています。某有名メーカーから１００から２００ぐらい毒が見つかったり、薬や漢方でも１００から１５０ぐらい見つかっています。ところが、このＧセラミクスは、どれだけはかっても残留値０です。石なので残留しないし、副作用もない。何も起きないのです。今現在調べても同じ結果です。

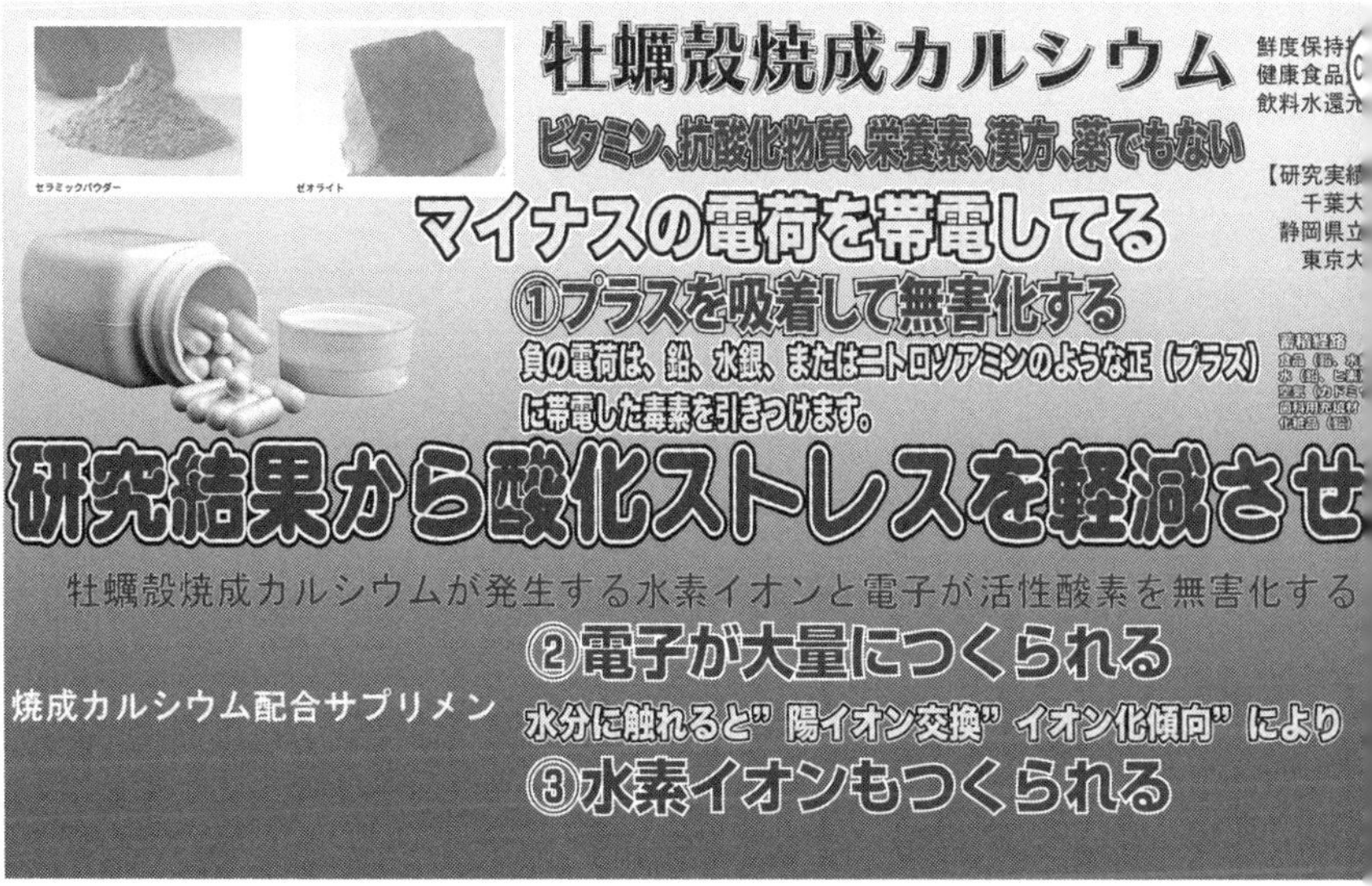
セラミックパウダー
ゼオライト
牡蠣殻焼成カルシウム
ビタミン、抗酸化物質、栄養素、漢方、薬でもない
鮮度保持
健康食品
飲料水還
【研究実
千葉大
静岡県
東京大
マイナスの電荷を帯電してる
①プラスを吸着して無害化する
負の電荷は、鉛、水銀、またはニトロソアミンのような正（プラス）
に帯電した毒素を引きつけます。
研究結果から酸化ストレスを軽減させ
牡蠣殻焼成カルシウムが発生する水素イオンと電子が活性酸素を無害化する
②電子が大量につくられる
焼成カルシウム配合サプリメン
水分に触れると"陽イオン交換" イオン化傾向"により
③水素イオンもつくられる

（スライド27）

（スライド27）

Gセラミクスが体に入ると、細胞の酸化ストレスを軽減します。細胞は全身で60兆個とか37兆個とか言われています。女性は28日周期で入れかわる皮膚をケアしていますが、内臓も全て細胞です。一回3錠から5錠ぐらい飲むと、電子と水素イオンが体の中につくられて、10時間ぐらいケアし続けてくれます。

（スライド28）

「牡蠣殻焼成カルシウムは細胞ストレスを軽減できる」とあります。細胞がストレスを受けると、細胞内に大量の活性酸素が発生します。活性酸素が細胞に負荷をかけると、細胞

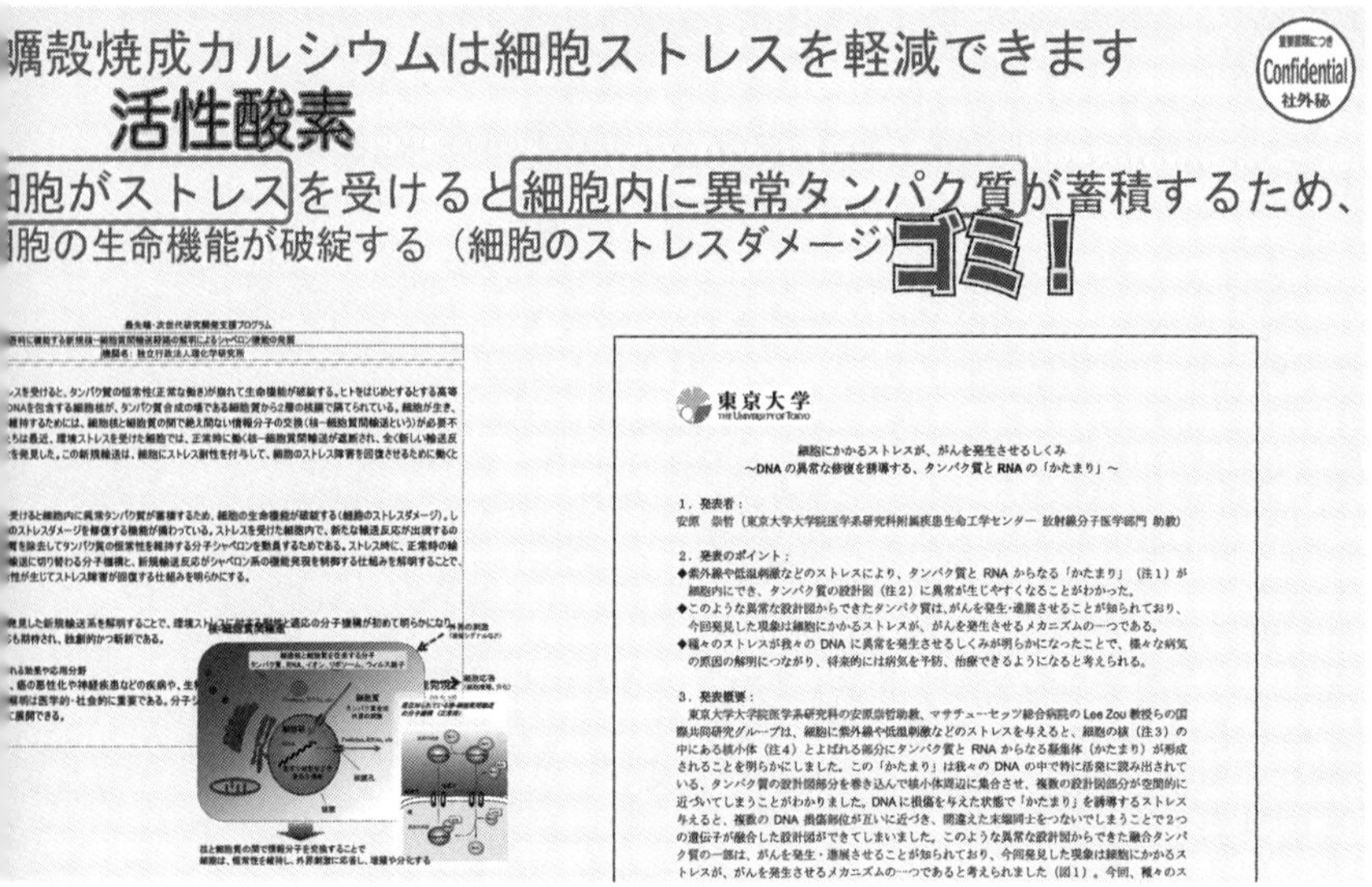

（スライド28）

の中に異常たんぱく質が蓄積して掃除ができなくなると言っています。脳にたまるアミロイドβはアルツハイマー認知症の原因です。不要なたんぱく質を掃除できなくなると細胞の生命機能が破綻します。異常なたんぱく質の中には、がん細胞もあります。それが掃除できなくなる理由はストレスです。人間がストレスを受けると、細胞もストレスを受けて、活性酸素が大量に発生します。要は、ごみがたまるのです。たばこを100本吸っても胃袋に穴はあきませんが、いじめというストレスを1時間受け続けると胃袋に穴があきます。生命機能が破綻して細胞が死んでしまうからです。

活性酸素は、みずからの思いだけで発生し

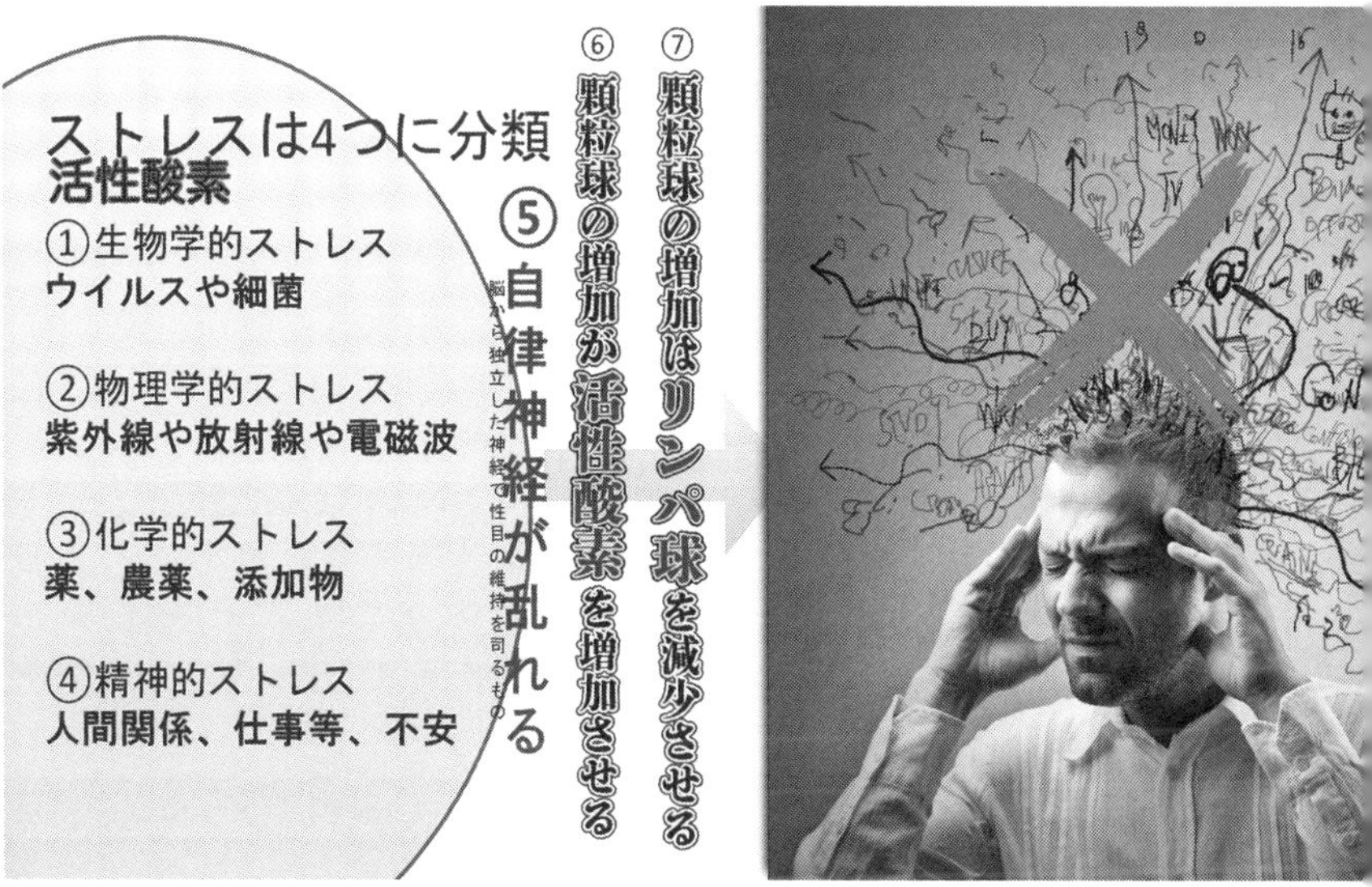
ストレスは4つに分類
活性酸素
①生物学的ストレス
ウイルスや細菌
②物理学的ストレス
紫外線や放射線や電磁波
③化学的ストレス
薬、農薬、添加物
④精神的ストレス
人間関係、仕事等、不安
⑤自律神経が乱れる
脳から独立した神経で性目の維持を司るもの
⑥顆粒球の増加が活性酸素を増加させる
⑦顆粒球の増加はリンパ球を減少させる

（スライド29）

ます。例えば、アーチェリーのオリンピック選手は、練習では的にバンバン当てられるのですが、この1射でメダルだと思うと、ストレスを感じて全身に活性酸素が発生します。そうすると、セルフイメージが崩れて矢が放てなくなる。ゴルフでも、このパットが入れば2億円というときは、ジャンボ尾崎も体がしびれて何回も外します。イップスではありませんが、そういうことが起こるのです。

（スライド29）

プーチン大統領はロシアで禁止！　５Ｇは細胞にダメージ!!　これは科学的に証明されている!?

ストレスは、細菌、ウイルス、紫外線、電磁波。今問題になっているのは５Ｇですね。５Ｇの携帯電話でダウンロードが速くなりましたか。１ミリも速くなっていません。４ＧＬＴＥでいいのに、５Ｇにした。５Ｇは軍事用に使われています。プーチンはロシア国民を守るために、５Ｇを一切禁止しました。５Ｇを受けると細胞にダメージを受けることが科学的にわかっています。さらに、農薬、添加物、仕事の不安、消費税が上がる、電気代が上がる、ガソリン代が上がる。これらは全部ストレスです。トラックの運転手はみんなストレスでやられています。ワクチンを打つと免疫が下がります。ストレスを受けると顆粒球がふえる。顆粒球がふえると、活性酸素がふえてリンパ球が下がる。てんびんと一緒です。

皆さんが道を歩いているときに、隠れていた僕がワッと驚かせたらどうなるか。ウワッとびっくりして、体がチクチクしますよね。その瞬間に、レモン25個分ビタミンCがなくなります。ヒヤッとしたり、びっくりすると活性酸素が発生します。

活性酸素が細胞にダメージを与えて、異常たんぱく質がたまって細胞が破綻するということは論文に全部書いてあります。全ての病気の原因は活性酸素です。活性酸素の原因は、この4種類。それ以外ないのです。

がんになる人は水素欠乏症です⁉
水素がないとミトコンドリアが動かないからです⁉

（スライド30）

酸化ストレスは常に僕たちの体の中で発生しています。図にするとこういうものです。ヒドロキシルラジカル、OH。「毒」と書いてある赤い丸は、不対電子といって、電子が1つ足りないから、電子が欲しくてしようがない。正常な細胞は電子がバランスよく存在しています。ヒドロキシルラジカルは、その電子を細

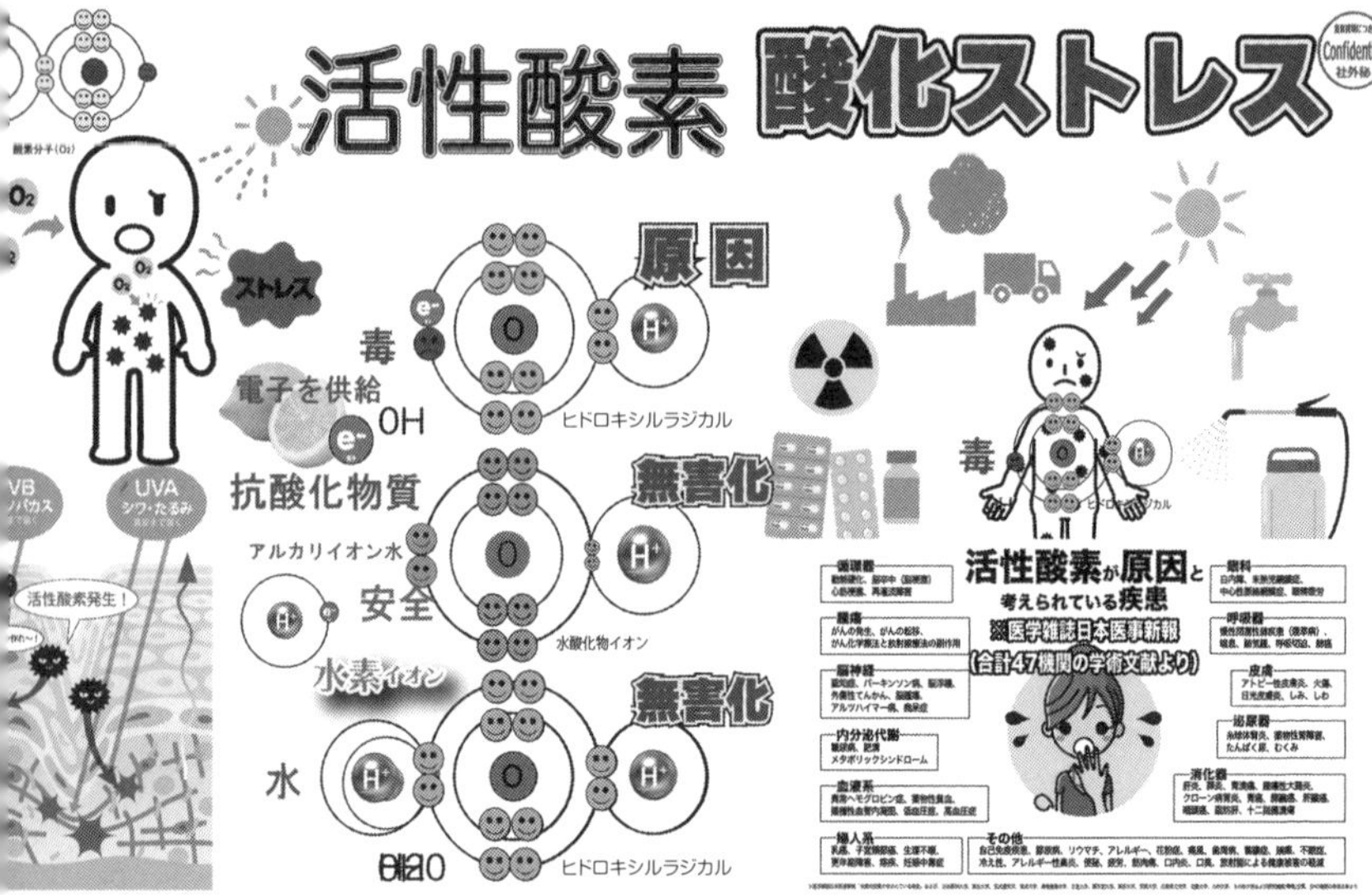

（スライド30）

胞から奪い取ります。電子を奪われた細胞はさび始める。鉄が空気に触れるとさびるでしょう。リンゴをむくと断面が茶色くなるのは電子が奪われるからです。ヒドロキシルラジカルが電子を奪ったことによって、それを放置した結果、95％以上の病気につながるのです。

ビタミンCは電子を手放して自爆してくれます。細胞から電子を奪う前に電子を放出するのです。例えば、肝臓移植のときに、血液をとめて肝臓を摘出します。そこに新品の肝臓を入れて、つないで血液を流します。そこで血液再環流が起きて、大量に活性酸素が発生します。医療用高濃度ビタミンCをブドウ糖の中に大量にぶち込んで点滴するのは、新しく発生する活性酸素を抗酸化剤で退治するためです。電子を手放したビタミンCは、それ自体が酸化する可能性があります。これが問題です。だから、ビタミンのとりすぎはダメです。

電子が1個くっつくと、水酸化物イオンという物質になって、アルカリイオン水に変わります。無害化して体を守ってくれるわけです。人間は体内に大量の水素が必要です。がんになる人は水素欠乏症です。だから体温も下がる。水素がないからミトコンドリアが動かない。答えは簡単です。その人は腸が悪いのです。

Gセラミクスは大量の電子と水素イオンをつくり出し、その水素が活性酸素を目がけて水にしてしまうのです!?

（スライド31）

体の脂肪は、ほとんど水素でできています。DNAのATGCの真ん中をつないでいるのは水素結合です。ミトコンドリアは水素イオンで動いていて、一つの

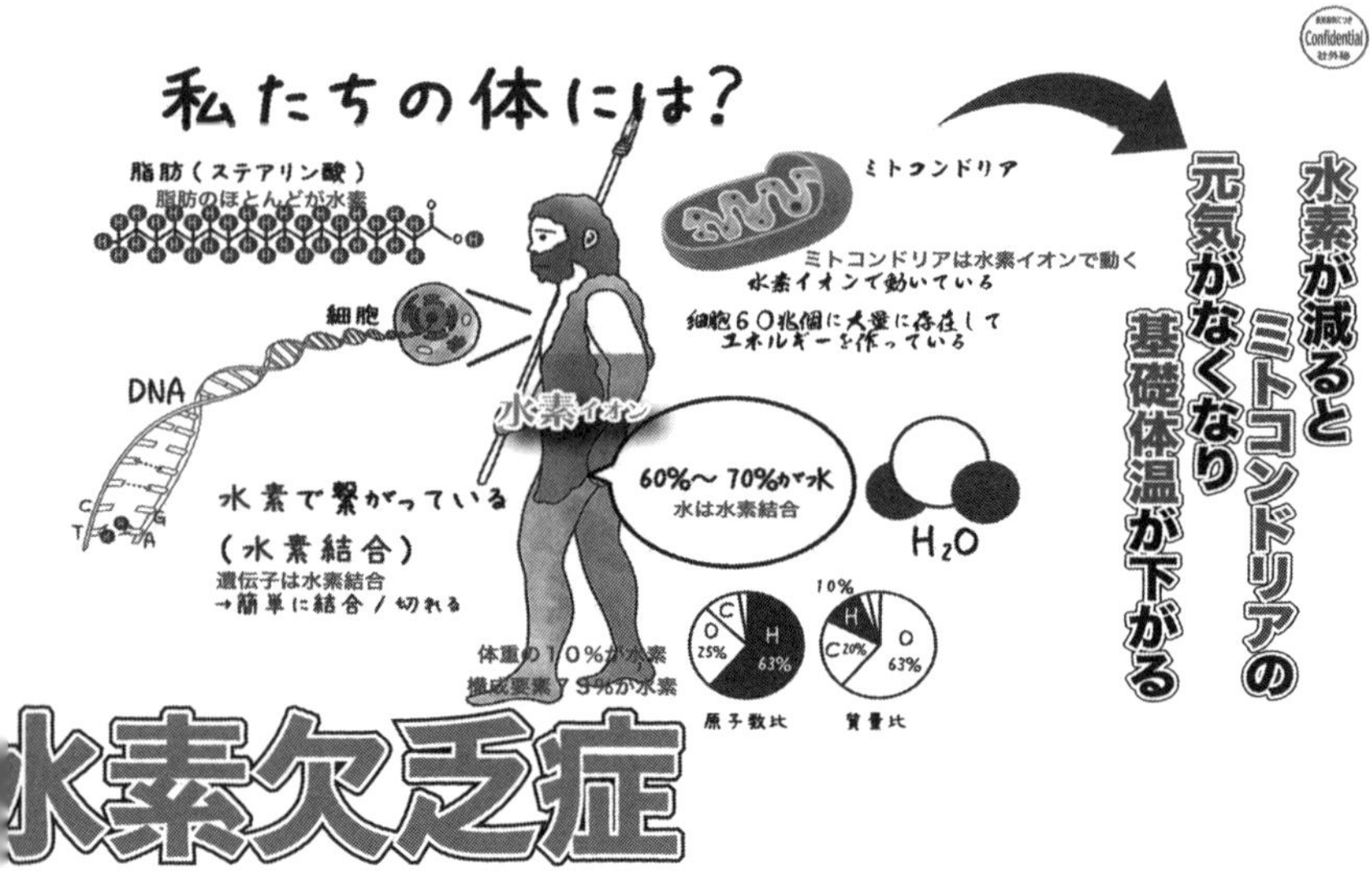

（スライド31）

細胞に１００から２０００存在しています。地球に酸素がなかった時代、シアノバクテリアはブドウ糖でエネルギーをつくっていた。そうしたら、植物がふえて大量の酸素がつくられた。そこで誕生したのがミトコンドリアでした。ミトコンドリアは、酸素を使ってアデノシン三リン酸（ＡＴＰ）をつくり、膨大なエネルギーをつくれるようになった。その副産物として活性酸素も出る。

ミトコンドリアは細胞の中でエネルギーをつくる重要な器官です。体内に存在する60兆個のミトコンドリアは全て水素イオンで動いています。皆さんの体の水分は24リットル以上です。Ｈ２Ｏには全て水素が含まれています。体重の10％、比重の75％は水素です。太

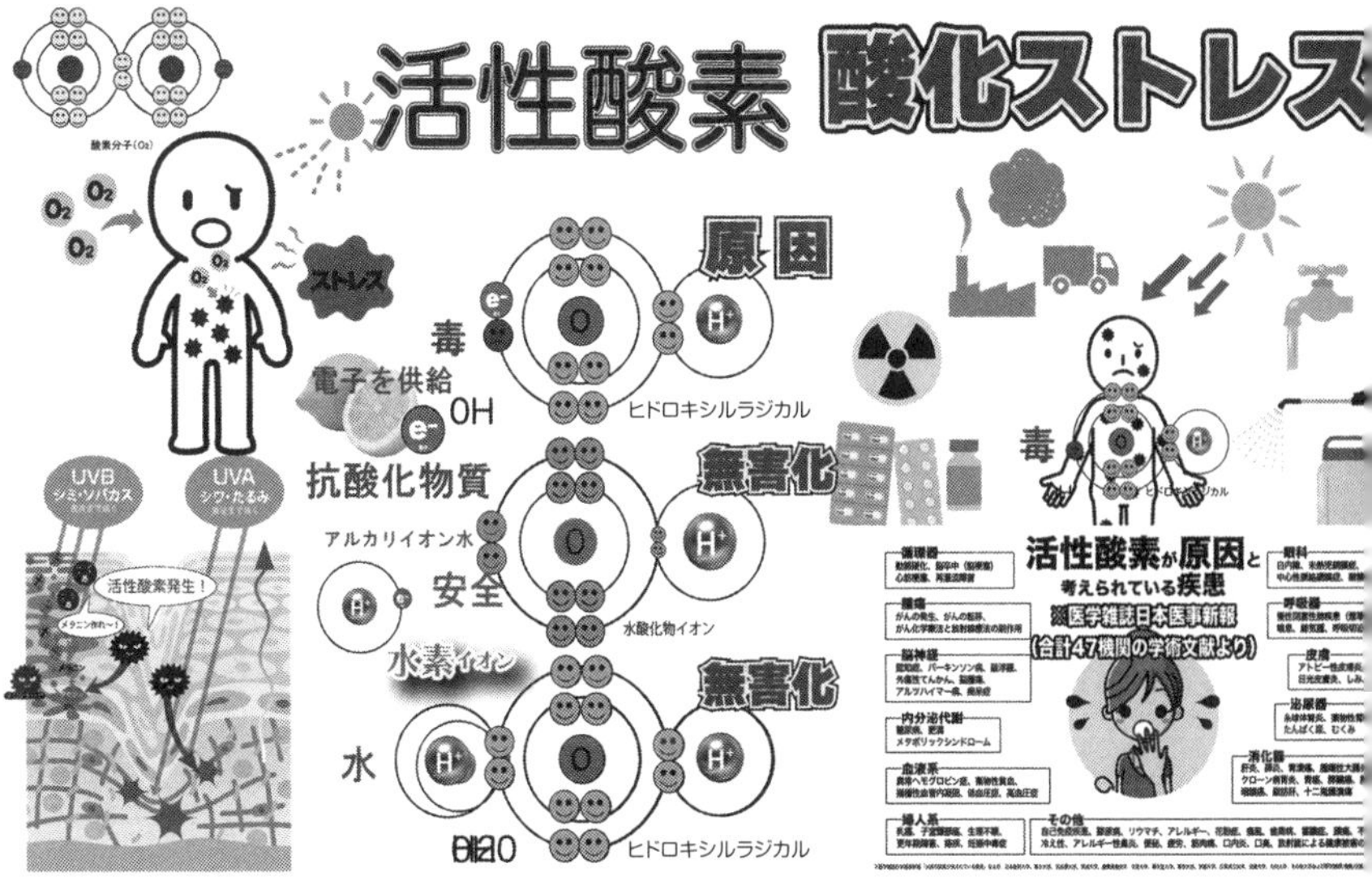

（スライド30）

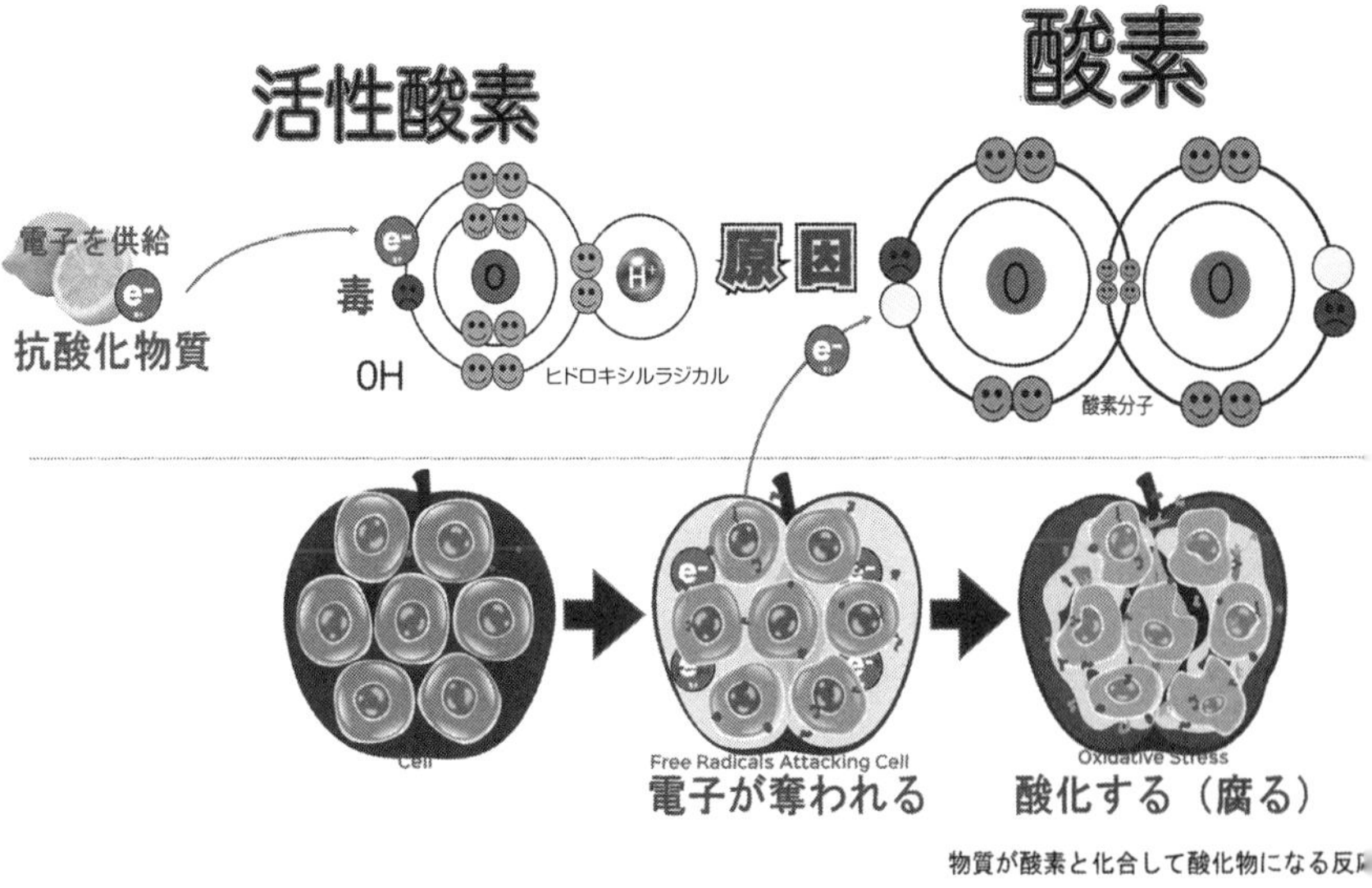

（スライド35）

陽も水素、宇宙も水素、水も水素、海も水素です。水素が減るとミトコンドリアの元気がなくなって、基礎体温が下がります。これが水素欠乏症です。

（スライド30）

Gセラミクスは腸内で大量に水素イオンと電子をつくります。その水素が活性酸素めがけて行くわけです。電子と水素イオンがくっついたものが水素です。それがヒドロキシルラジカルにくっつくと、水に変わって安定します。

人間は酸素で生きて酸素で死ぬ!?　酸素は全てを奪う危険な物質！ コンドリは細胞の中に発生する活性酸素を存在できなくする!?

（スライド35）

抗酸化物質を飲む理由は、水素を手放すからです。酸素も電子が2つ足りないので不安定です。酸素は全てのものを破壊します。何百年もたったら、酸素が全てを破壊して野原になっていると思います。ビルも全部なくなります。リンゴは皮をむく前は日持ちします。皮をむいた瞬間、果肉が酸素に触れて、電子が奪われて茶色くなって腐ります。サランラップを巻いて酸素を遮断すれば日持ちします。

人間は酸素を吸っています。酸素で生きて、酸素で死ぬのです。冬眠するクマは1分間に3回しか呼吸をしません。代謝もとめます。そうしないと死んでしまうからです。速く動く動物は寿命が短いです。オリンピック選手も寿命は短いです。だけど、きんさんぎんさんとか亀は長生きします。きんさんぎんさんのダッシュは見たことないでしょう。亀も走らない。酸素を多く消費すればするほど寿命は短くなります。犬は、ハッハッハッハッと呼吸が早いので、14〜15年で亡くなります。酸素は全てを奪うのです。人間は酸素を吸っています。ミトコンドリアが酸素を使ってATPをつくるときに、1回の呼吸の2%ぐらいが活性酸素になります。それによって細胞がダメージを受けます。

コンドリは電子と水素イオンを大量に体の中につくって、細胞の中に発生する活性酸素を存在できなくします。だから自己免疫が上がって、がん細胞をたたきに行ってくれる。このパウダーが直接がんを叩いているのではないのです。

体の中で水素が1％ふえると基礎体温が1度上がって、免疫力が5倍～6倍上がるのです！

電子と水素イオンをくっつけると水素になります。水素は水素イオンと電子がくっついたものです。大元水素は全ての大元です。水素は元素の中で最も小さく、電子を手放しやすい。手放した後も自分は酸化しません。めちゃめちゃいいことしかないのです。これをご理解いただければと思います。

（スライド33）

体から水素が1％減ると、体温が35度台になります。これは科学的に証明されています。水素が1％ふえると、基礎体温が1度上がって、免疫力が5倍から6倍上がります。簡単なことです。

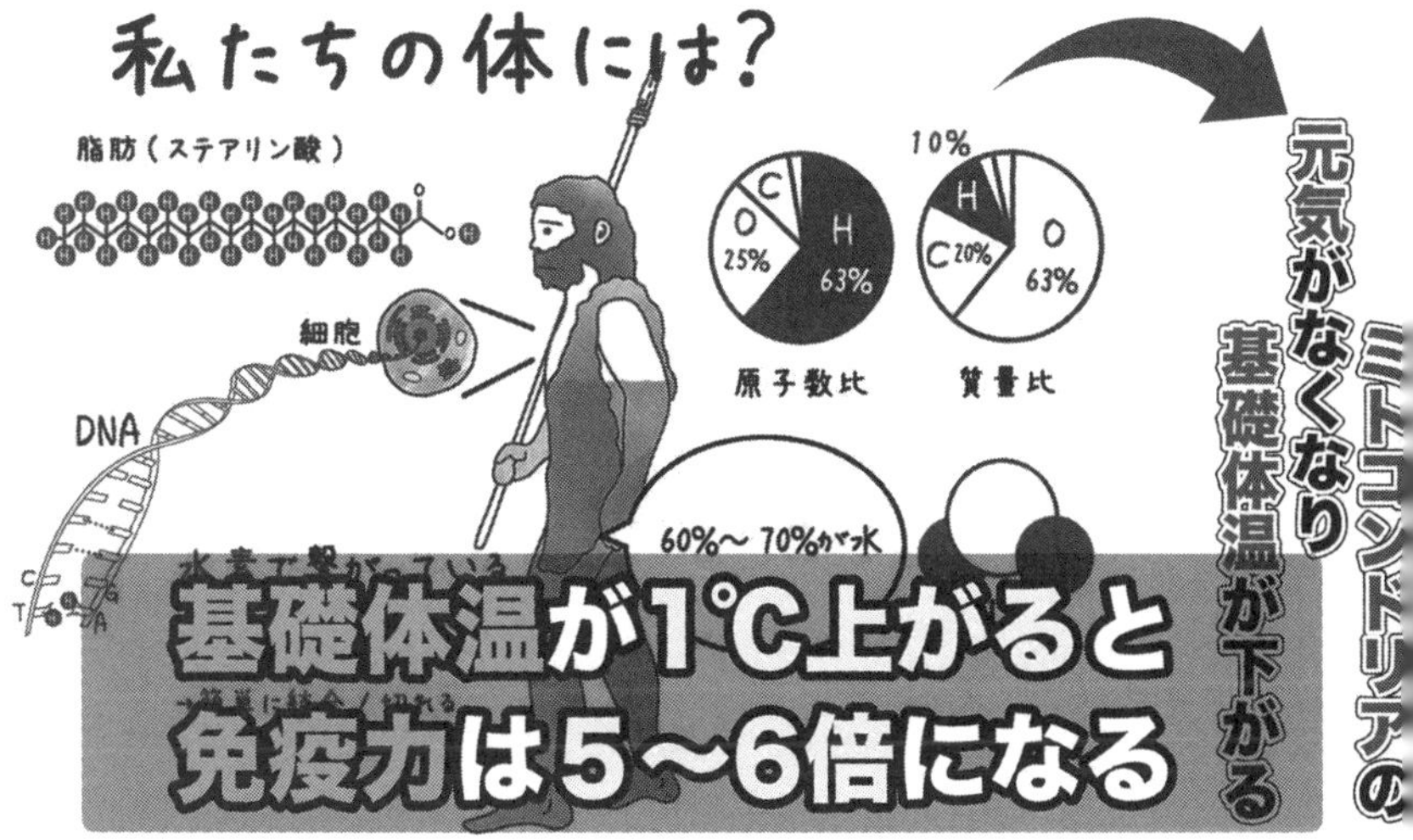

（スライド33）

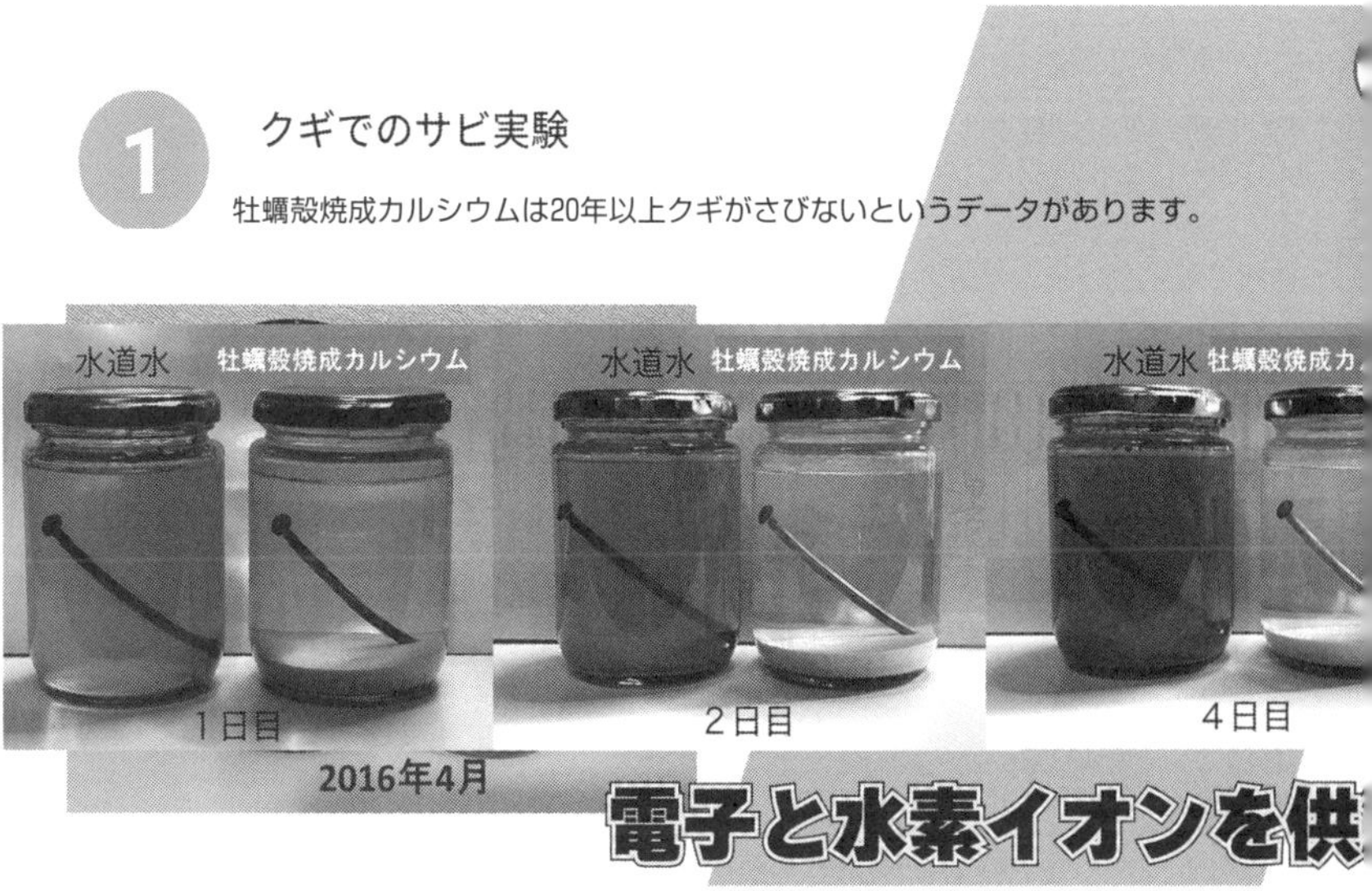

（スライド49）

（スライド49）

結果的に、釘がさびません。これは4日目の映像ですけど、このパウダーはシャッフルしても常に沈殿します。ここに電子と水素イオンが発生しているからです。

２０１６年からやっているデータを見ると、これも7～8年たっていますが、全くさびません。Gセラミクスは、安全で、無害で、そしてさびない。20年間、セラミックボールを入れたらさびないのです。

それを体の中にとどめておければいいのですが、大便として出ていくので、朝昼晩、定期的に飲むことが大事です。飲んでから1時間で大量の電子・水素イオンが発現するので、大病している人は、１時間おきに5錠ぐらいずつ飲むと体は相当よくなります。それを3カ月ぐらい続けてください。田中さんの知り合いで、失明した人が1日１１０錠飲んで目が見えるようになりました。ただ、カプセルを腸の中で溶かすのに相当な水分が使われるので、カプセルをそのまま飲むと問題が発生する可能性があります。カプセルから中身を出して、お茶とかに溶かし

来年中に論文発表！

[各遺伝子のがん・炎症に関連する機能]

表1′	Gene	機能	文献（がんとの関連：その遺伝子の高発現とがんとの関連など）	oxidative stressとの関連（ROSによりUp-regulationされるかなど）	がん化の初期過程・発がん	生存・増殖	進展	浸潤転移	血管新生	上皮間葉転換	悪性化・薬剤,治療耐性	炎症
Up genes (C0>LC0)	*HIST1H3B*	oncogene	有り	無し		○						
	RECQL4	oncogene,(TSG)	有り	有り		○		○			○	
	TET1	oncogene,(TSG), fusion	有り(逆もあり)	有り		○						
	OLIG2	oncogene, fusion	有り	有り		○	○	○				○
	FOXO1	oncogene, (TSG)	有り	有り			○				○	
	CXCR7(ACKR3)	oncogene, fusion	有り	今のところ無し		○	○	○	○		○	○
	HDAC10	tumor growth, tumor suppressor	有り(逆もあり)	不明		○	○				○	
	CXCL2	G protein-coupled receptor	有り	有り				○	○			○
	GNB3	GPCR	有り	今のところ無し								
	WNT9A	GPCR	有り	有り	○	○	○	○	○			○
	LTB4R	GPCR	有り	ROS産生亢進	○	○	○					○
	GPR87	GPCR	有り	有り				○				○
	CCL2	GPCR	有り	有り			○					○
	LPAR2	GPCR	有り	？？		○	○	○				
	LTB4R2	GPCR, LTB4R family	有り	ROS産生亢進	○	○	○					○
	CXCL16	GPCR, CXCL2 family	有り	ROS産生亢進			○	○		○		
	WNT5A	GPCR, WNT family	有り	ROS産生亢進		○	○	○	○			○

（スライド39）

ながら飲むといいと思います。

細胞のストレスがなくなると細胞が正常に機能し始めます!?
その機能の中に免疫があるのです!?

（スライド39）

近日中に、ほとんどのがんに対しての効果について千葉大学で結果が出ます。試験管の中で起きても、人体に入ると効かないものは世の中にいっぱいあります。コンドリをつくった会社は、今から11年前に徹底的に検証を行いました。

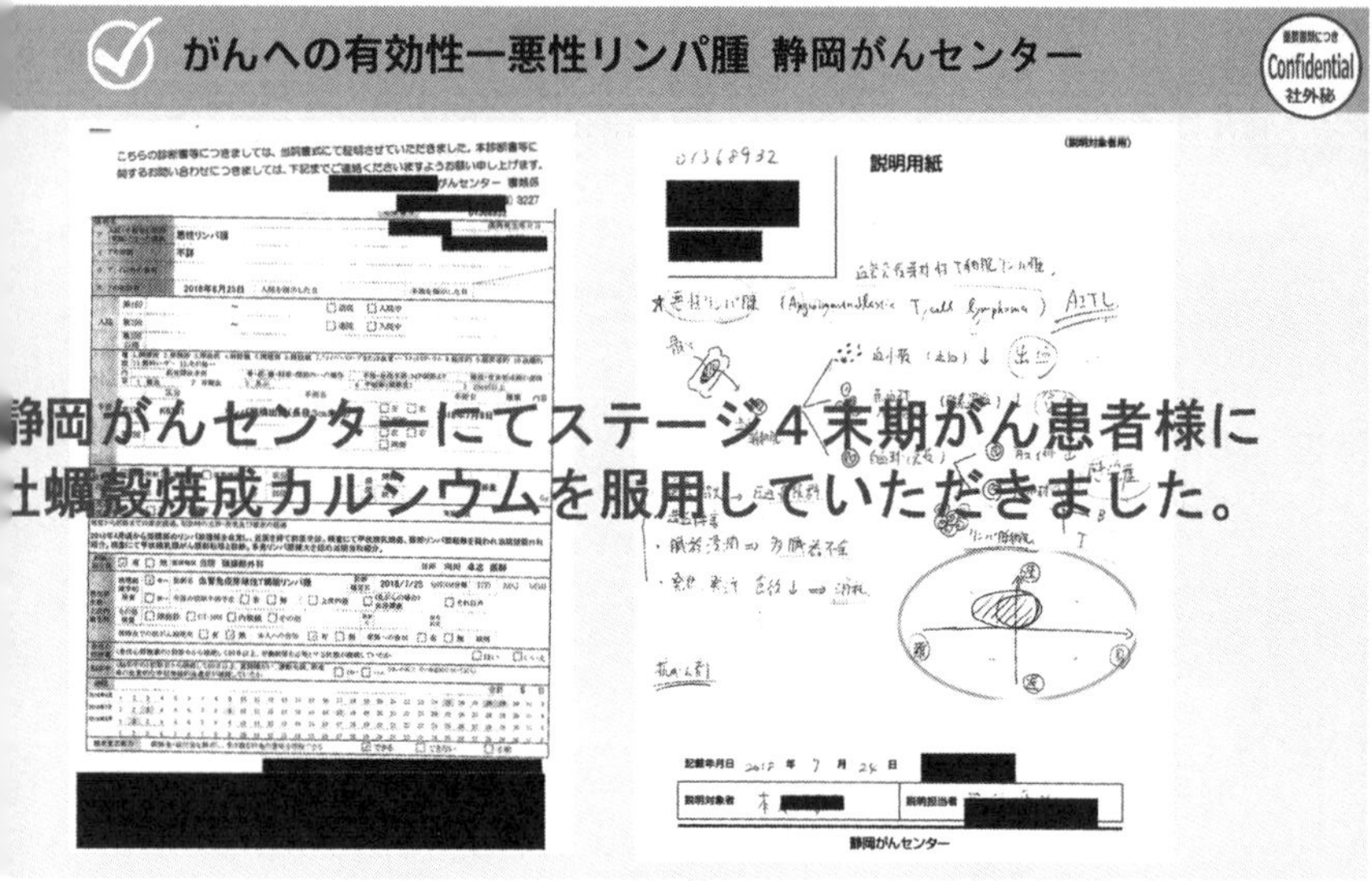

（スライド40）

がんへの有効性ー悪性リンパ腫

Confidential 社外秘

静岡がんセンターにて悪性リンパ腫（進行生が早く難しい状態）の患者さんで、
全身にがんが多すぎて病院では何もできない状態の患者さんに対して
弊社の牡蠣殻焼成カルシウムを飲んでいただきました。

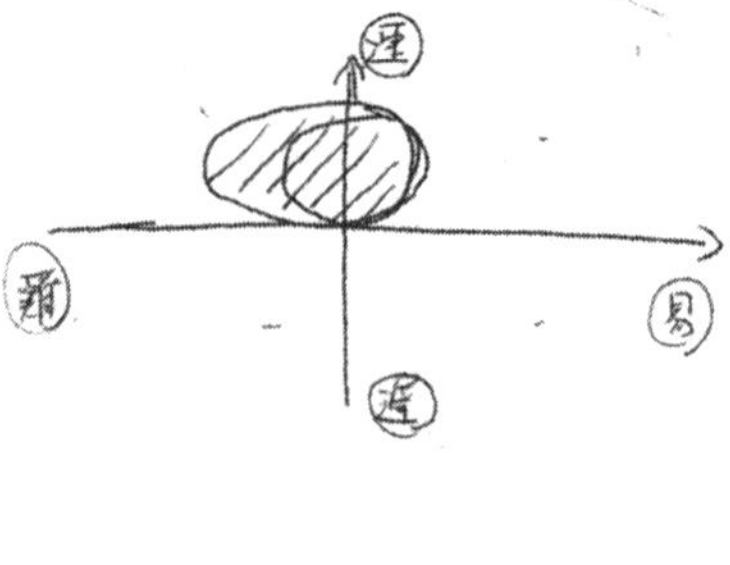

本資料の無断転載、複製は禁じます

（スライド41）

（スライド40、41）

人体に入ってどういう結果が出るか。某がんセンターにて、悪性リンパ腫で全身にがんが多過ぎて、進行も早く病院ではもう何もできないステージ4の患者さんにこれを飲んでいただきました。

（スライド42）

6月29日から9月25日、わずか3カ月でがんが消えました。これが証明です。

（スライド44）

データ的なものを見ると、全身にがんがあるということは内臓がけがをしている状態です。炎症の数値も非常に高い。内臓が帯状疱疹とかヘルペスと同じような状態になっているので、痛いし、起きられない。炎症の数値は0・2から0・3が正常なのに、この患者さんは4カ月飲み続けたら0・03まで下がった。ほぼ赤ちゃん並みの数字です。内臓はめちゃめちゃきれいな状態になっています。

飲んでいるものはステロイドですか。違います。抗がん剤ですか。抑制剤ですか。薬ですか。漢方ですか。違います。石です。ゼオライトです。牡蠣殻です。

がんへの有効性

Confidential
社外秘

スキルスがん、全身35か所のがんで、病院で治療の方法がない患者
⇒　3カ月後　全身のがんがほとんど消えていた

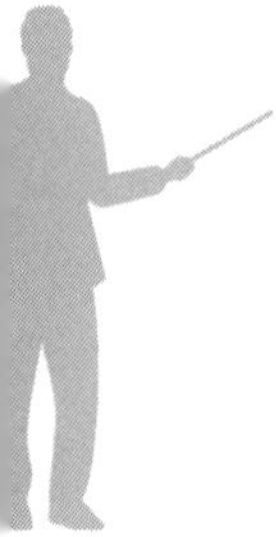

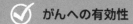

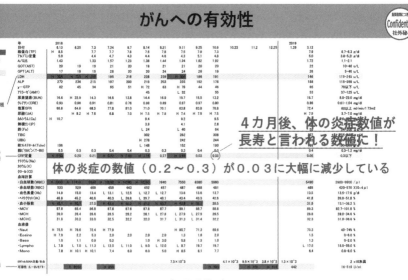

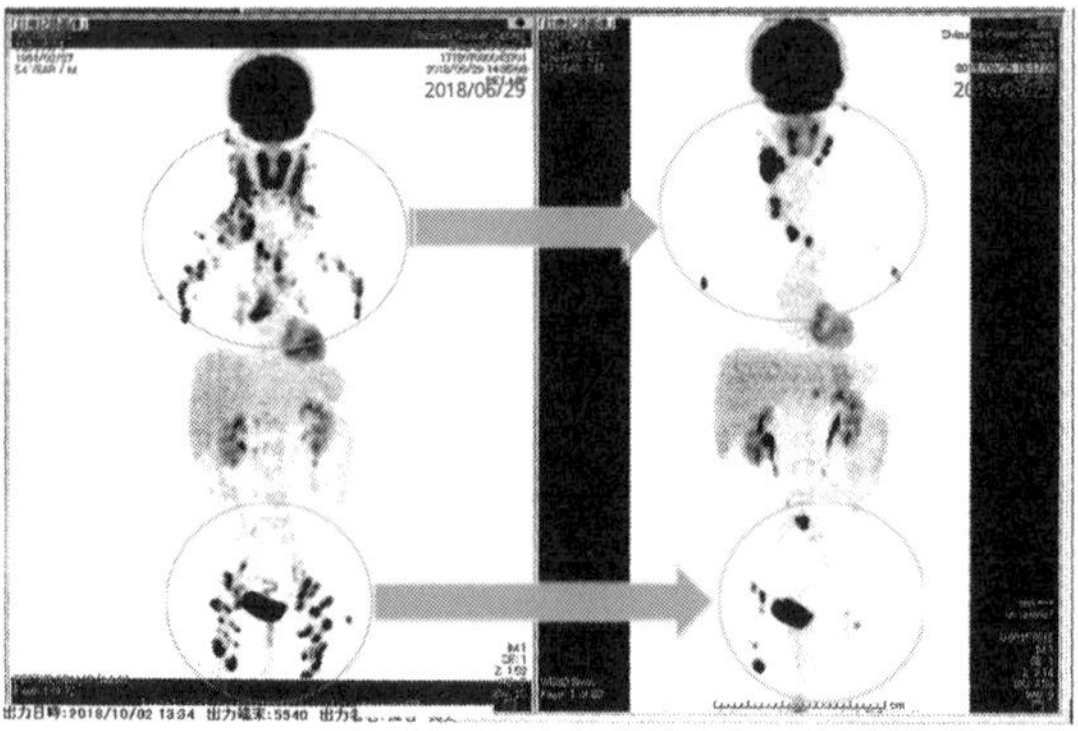

（スライド42）

がんへの有効性

Confidential
社外秘

年	2018													2019		
日付	8.13	6.25	7.3	7.24	8.7	8.14	8.21	9.11	9.25	10.9	10.23	11.2	12.25	1.29	3.12	
総蛋白(TP)	H 8.5		7.7	7.7	7.8	7.6	7.8	7.5	7.9	7.3					7.9	6.7-8.3 g/dl
アルブミン定量	5.0		4.4	4.7	4.3	4.4	4.6	4.3	5.1	4.3					5.0	3.8-5.21 g/dl
A/G比	1.43		1.33	1.57	1.23	1.38	1.44	1.34	1.82	1.92					1.72	1.1-2.1
GOT(AST)	20	19	19	21	20	18	21	21	20	20					22	10-40 u/L
GPT(ALT)	17	19	19	28	20	20	24	24	26	19					28	5-40 u/L
LDH	[illegible]	[illegible]	[illegible]	195	216	228	229	[illegible]	196	191					146	115-245 u/L
ALP	272	236	215	197	200	219	203	235	192	178					188	115-359 u/L
γ-GTP	62	45	34	65	51	H 72	63	H 79	44	46					65	70以下 u/L
アミラーゼ(AMY)						45		L 32		55					53	37-125 u/L
尿素窒素(BUN)	16.6	H 22.9	14.3	16.5	13.8	14.4	16.9	19.7	15.5	13.2					16.7	8.0-22.0 mg/dl
クレアチン(CRE)	0.93	0.96	0.91	0.81	0.78	0.88	0.89	0.97	0.97	0.80					0.86	0.61-1.04 mg/dl
推算GFR	66.6	64.6	68.5	77.8	81.0	71.0	70.1	63.8	63.8	78.8					72.4	60以上 ml/min/1.73m2
尿酸(UA)		H 8.2	H 7.6	6.8	7.0	H 7.5	H 7.8	H 7.4	H 7.9	H 7.5					H 7.9	3.7-7.0 mg/dl
カルシウム(Ca)	H 10.7					9.4		9.2		9.5					[illegible]	[illegible]
無機リン(IP)						3.8		4.1		2.8					[illegible]	[illegible]
鉄(Fe)						L 24		L 40		64					[illegible]	[illegible]
TIBC						302		282		308					[illegible]	[illegible]
UIBC						H 278		242		244					[illegible]	[illegible]
総コレステロール(Tcho)	196					L 148		152		180					[illegible]	[illegible]
総ビリルビン(T-Bil)	0.5	0.3	0.3	0.4	0.4	0.3	0.3	0.3	0.4	0.3					0.4	0.3-1.2 mg/dl
CRP定量	[illegible]	0.20	0.21	[illegible]	[illegible]	[illegible]	0.27	[illegible]	0.03	0.03					0.05	0.3以下
ナトリウム(Na)																
カリウム(K)																
クロール(Cl)																
血球計算																
・白血球数(WBC)	[illegible]	[illegible]	[illegible]	[illegible]	[illegible]	[illegible]	7640	7550	6380	5980					5490	3900-9800 /μl
・赤血球数(RBC)	533	529	468	459	443	452	457	487	488	481					468	420-570 X10~4 μl
・血色素量(Hb)	14.9	15.0	13.4	L 13.1	L 12.5	L 12.7	L 12.7	13.6	13.6	13.7					13.5	13.5-17.6 g/dl
・ヘマトクリット(Ht)	46.8	45.2	40.6	40.3	L 38.8	L 39.7	40.1	43.4	43.3	42.6					41.8	39.8-51.8 %
・血小板数	[illegible]	[illegible]	37.5	[illegible]	[illegible]	[illegible]	[illegible]	[illegible]	[illegible]	28.5					31.9	13.1-36.2 %
・MCV	87.8	85.4	86.8	87.8	87.6	87.8	87.7	89.1	88.7	88.6					89.3	82.7-101.6 %
・MCH	28.0	28.4	28.6	28.5	28.2	28.1	L 27.8	L 27.9	L 27.9	28.5					28.8	28.0-34.6 %
・MCHC	31.8	33.2	33.0	32.5	32.2	32.0	31.7	L 31.3	L 31.4	32.2					32.3	31.6-36.6 %
血液像																
・Neut	H 75.5	H 79.6	72.4	H 77.9				H 80.7	71.3	69.6					73.3	40-74% %
・Eosino	H 7.9	2.2	5.3	2.0	2.0	2.0	2.0	1.3	1.6	2.0					1.5	0-6.0 %
・Baso	1.0	1.1	0.9	0.2		1.0	H 3.0	0.8	1.3	1.0					1.3	0-2.0 %
・Lympho	L 7.8	L 7.0	L 11.3	L 12.5	L 11.0	L 9.0	L 12.0	L 8.7	19.7	19.7					L 17.5	18.0-59.0 %
・Mono	7.8	H 10.1	H 10.1	7.4	6.0	6.0	5.0	H 8.5	6.1	7.7					6.4	0.0-8.0 %
EBウィルスDNA定量/全血								7.3×10^3			4.1×10^3	9.9×10^3	3.8×10^2	1.3×10^3		2×10未満
可溶性 IL-2レセプター		[illegible]		[illegible]						[illegible]		[illegible]	[illegible]	442		16-519 U/ml

4カ月後、体の炎症数値が長寿と言われる数値に！

体の炎症の数値（0.2～0.3）が0.03に大幅に減少している

（スライド44）

免疫の活性化

牡蠣殻焼成カルシウム《成分名称Gセラミクス》水飲用で４つの重要な免疫細胞の増加が確認されま

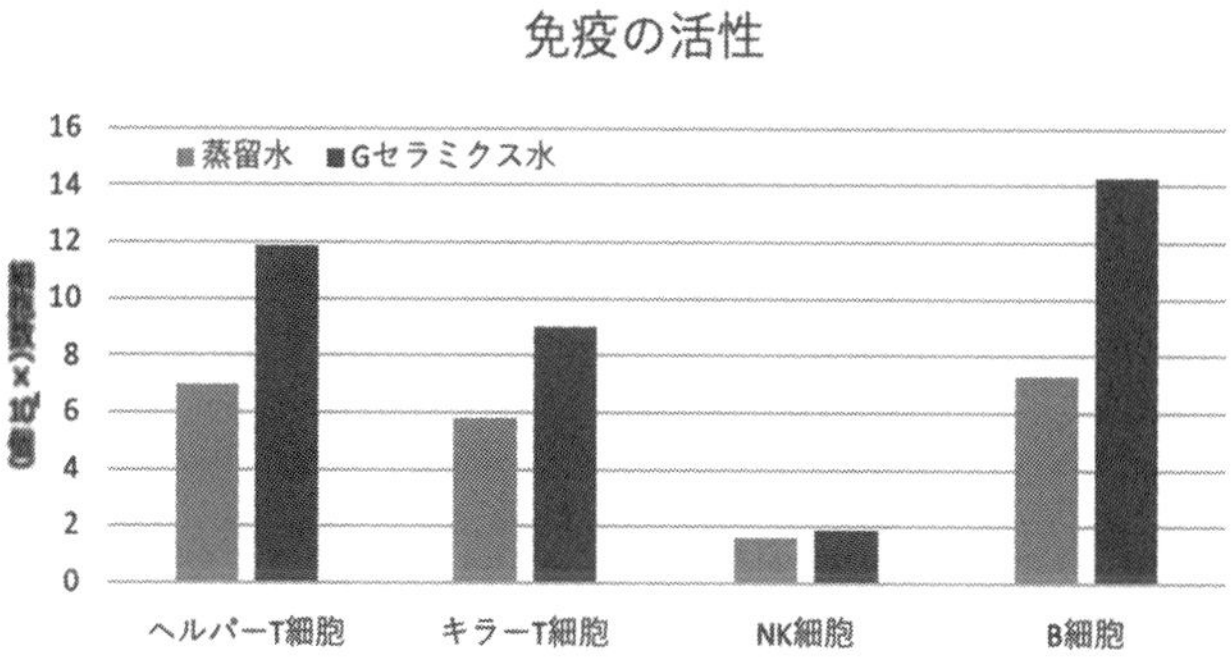

（スライド45）

それを飲んで炎症の数値がよくなった。治療はやっていません。細胞のストレスがなくなることによって、細胞が正常に機能を始めます。その機能の中に免疫があります。（スライド45）

免疫の総司令官ヘルパーT細胞を活性化させるから免疫がアップするのです!?

皆さんの体を守る免疫、キラーT細胞、ナチュラルキラー細胞、B細胞、好中球、白血球。これを全部指揮しているのがヘルパーT細胞です。このT細胞に感染する病気がエイズです。感染している間はキャリア、感染するとT細胞がエイズ化します。免疫の司令塔

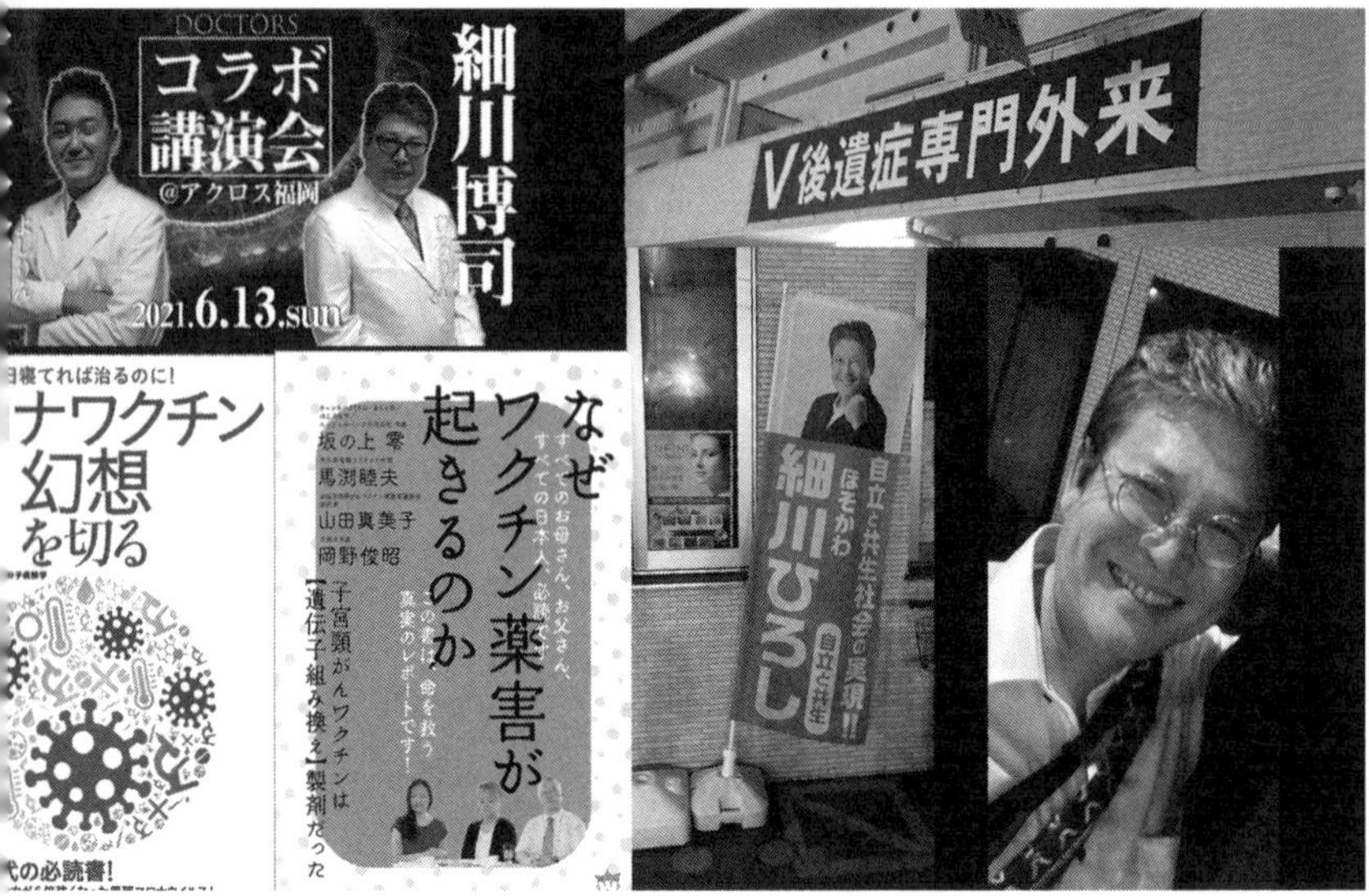

（スライド6）

がいないから、後天性免疫不全症候群という病気になる。だから風邪でも死んでしまいます。

コロナのワクチンを3回以上打って副反応のあった人は非常に危険な状態だと思います。毎日、ワクチンの論文が出て、日本語に翻訳されています。

（スライド6）

井上（正康）教授はコンドリの愛用者です。井上教授が大阪の僕のセミナーに来たときに、10分しか時間がないと言っていたのに、1時間半いて帰られました。ワクチン反対派筆頭の医師です。細川博司医師にも10時半ぐらいから1時間半、説明させていただいて、「こ

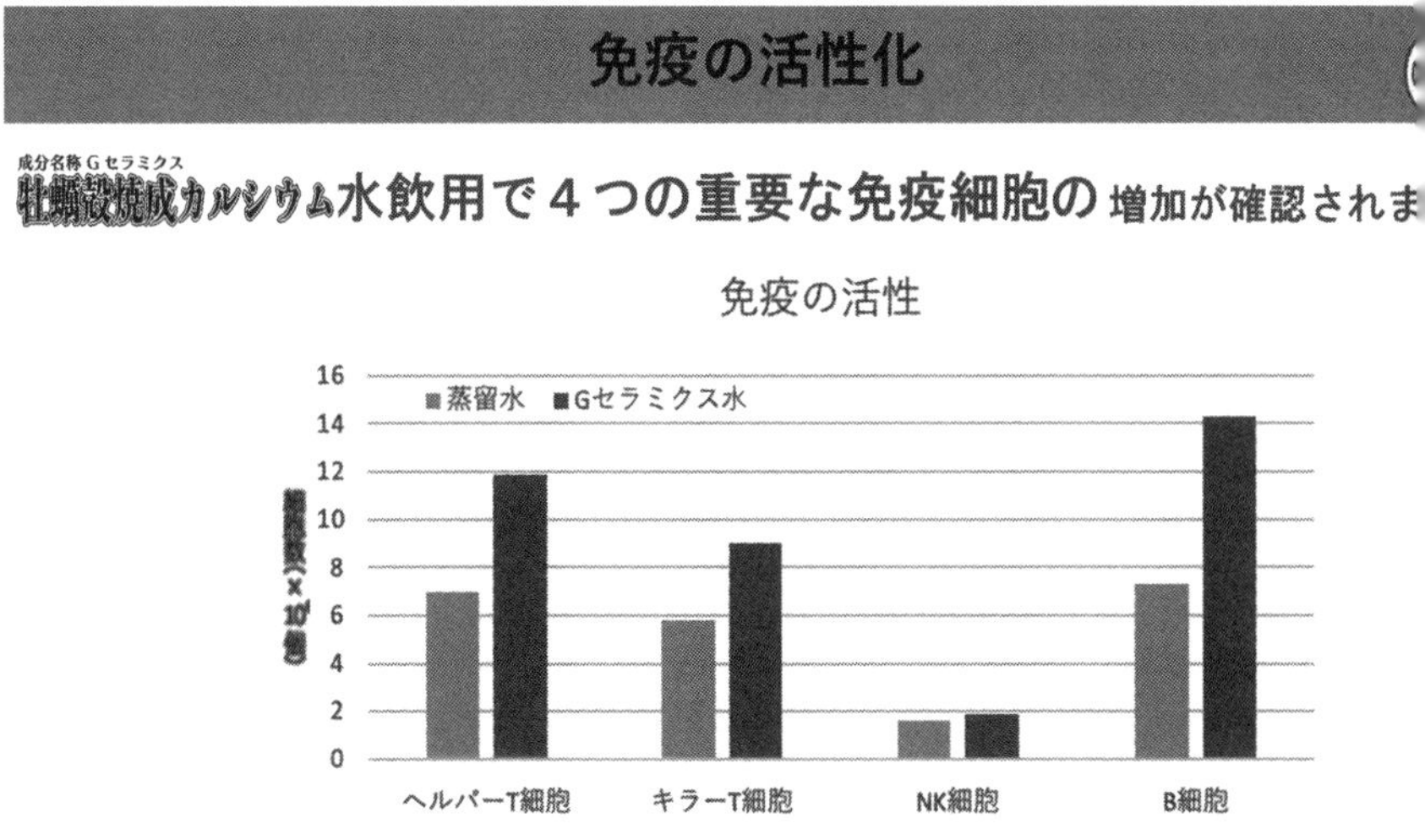

（スライド45）

んなすごいものがあったのか」と言って、登録していただきました。こういった先生たちが納得する理由が製品の根幹のところにある。免疫が非常によくなるんです。

ワクチンでヘルペス、口内炎、帯状疱疹、すい臓がん、乳がん、肺がんの患者数が爆増!?　T細胞がダメになるのです!?

（スライド45）

論文を読むと、ワクチンを打っている人の中で、ヘルペスとか口内炎、帯状疱疹がふえています。すい臓がん、乳がん、肺がんなど、がんもものすごくふえています。T細胞がダメになるからです。それがこのワクチンの典型的なパターンです。沖縄では53・4％もエイズがふえました。原因は性交渉ではなく、ワクチンです。ドイツ政府も、ワクチン接種者の中でエイズを発症している人たちがものすごくいると発表しました。だけど、このグラフを見ていただいてわかるとおり、コンドリを飲むとT細胞がつくられます。司令塔が新たにどんどん誕生しているのです。

僕がなぜこんなに熱弁するかというと、僕はもう58歳になって、孫もいます。これだけ幸せに生きてきたら、あとは生き方用意ではなく、死に方用意です。僕の最後の務めは、自分の死を子どもに見せることです。人間はこうやって死んでいくというのを子どもに見せるのは、親の最後にして最大の仕事です。自分が認知症やがんになると介護が必要になります。できれば子どもに心配かけたくないし、迷惑をかけたくない。だから死に方用意です。どう生きるか、どう死ぬかは、すごく大事なことだと思います。

その中で僕はいろんなことを勉強しました。論文も読みました。健康管理士のライセンスを取って、スポーツ医学も専攻しました。

日本人はワクチンを打ちすぎた!!　なのにさらに最悪のXBBワクチンとレプリコンワクチンの接種が始まっている!?

僕は健康おたくでやってきましたけれども、日本人はワクチンを打ちすぎました。今は8回目、次は9回目のワクチンです。XBBワクチンとレプリコンワクチンという最悪のワクチン接種が始まっています。世界でこれだけの種類、これだけのワクチンを打った国は日本しかないのです。打っていない国のほうが多いので、日本人が危険だと吹聴された場合は大変なことになります。海外に行けない。日本人だけ隔離される。ヘイトされる。いろんなことが起きる可能性がこれから出てきます。

もはや体を守るにはサプリメントでは間に合いません。ビタミンCも水素ガスもNMAも、酸素を運べません。酸素を運ぶのは2価鉄の血液です。2価鉄の血液は電子がないと3価鉄になってしまう。Gセラミクスは電子を供給し、水素イオンをつくります。ミトコンドリアの重要な部分をつくって、ミトコンドリアが元気になります。

不妊治療にも⁉　卵子がFランクからトリプルAに⁉
ミトコンドリアがこんなにも元気になった⁉

僕が行っている恵比寿の美容室は椅子が1個しかなくて、なかなか予約が取れません。そこに来たある有名な人が不妊治療をやっていて、今回、卵をとるのは最後だという話を聞きました。卵にはAランクからFランクまであって、金平糖のようにブヨブヨしているのがFランクです。その人は何回とってもFランク。体外受精しても受精できないと言われるので、栄養価とかいろんなものを試した。僕の行っている美容室はコンドリを並べて売っています。シャンプーに混ぜて使うと、髪の毛の立ちが全然違うのです。

そういうことを彼女はわかっています。ヨシコちゃんというんだけど、ヨシコちゃんに、「もう最後なんでしょう。あと1週間あるんだから、その間にコンドリを大量に飲みなよ」と言って、説明をバババッとした。それでヨシコちゃんは

1日10錠以上、1週間飲んで検査に行って卵をとったら、金平糖も何個かあるけど、トリプルAだらけになった。もうGセラミクスしかないでしょう。今の不妊治療では、卵子をとって受精しやすくするためにミトコンドリアを移植します。ミトコンドリアがないと受精できない。でも、Gセラミクスを飲むとミトコンドリア移植をしなくていいのです。

若がえりの役割マイクロＲＮＡ３８１が体の中で大量にふえることもわかった⁉

（スライド46）

Gセラミクスは水素イオンと酸素を供給して、免疫力が上がり、酵素もふえる。2カ月飲んだ人の免疫関連細胞数はグッと上がっています。家に1本あれば、きょうは3錠、きょうはちょっと体調が悪いから5錠、きょうは調子がいいから1錠というふうにすれば、家族で飲んでも300錠で3カ月もちます。

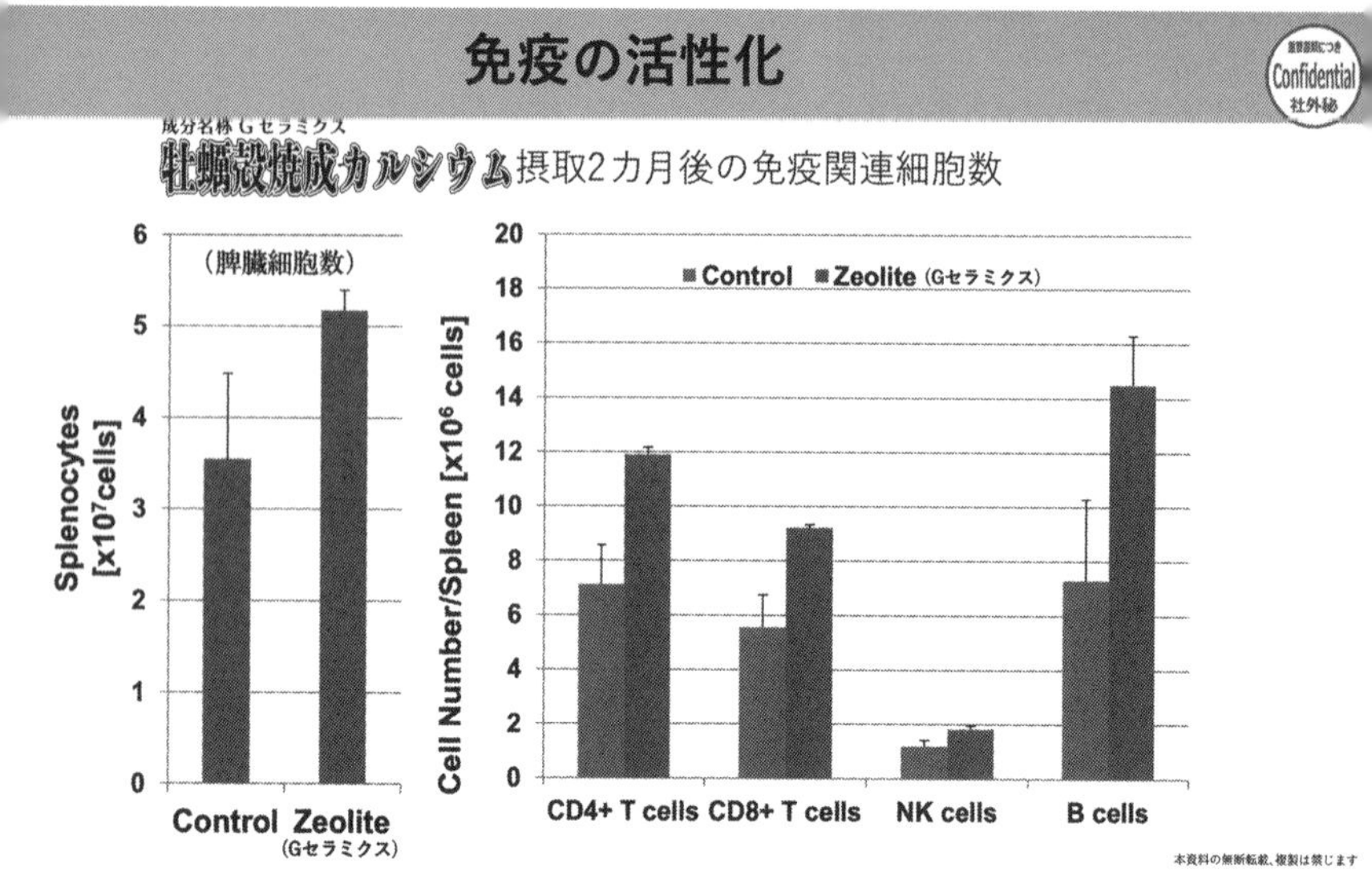

(スライド46)

研究がどんどん進んでいます。マイクロRNA381が体の中に大量にふえることも証明されました。マイクロRNAはエクソソームの中で若がえりの中心的な役割をします。これがふえると、結腸がん、直腸がん、肺がん、乳がん、腎臓がん、卵巣がん、骨肉腫の転移を抑制します。Gセラミクスを飲むと水で培養したよりもマイクロRNAがふえる。

(スライド51)

肝機能と腎機能がめちゃめちゃ向上します。

(スライド52)

ダブルブラインド実験(二重盲検法)、プラシーボ実験、全部やっています。アミラー

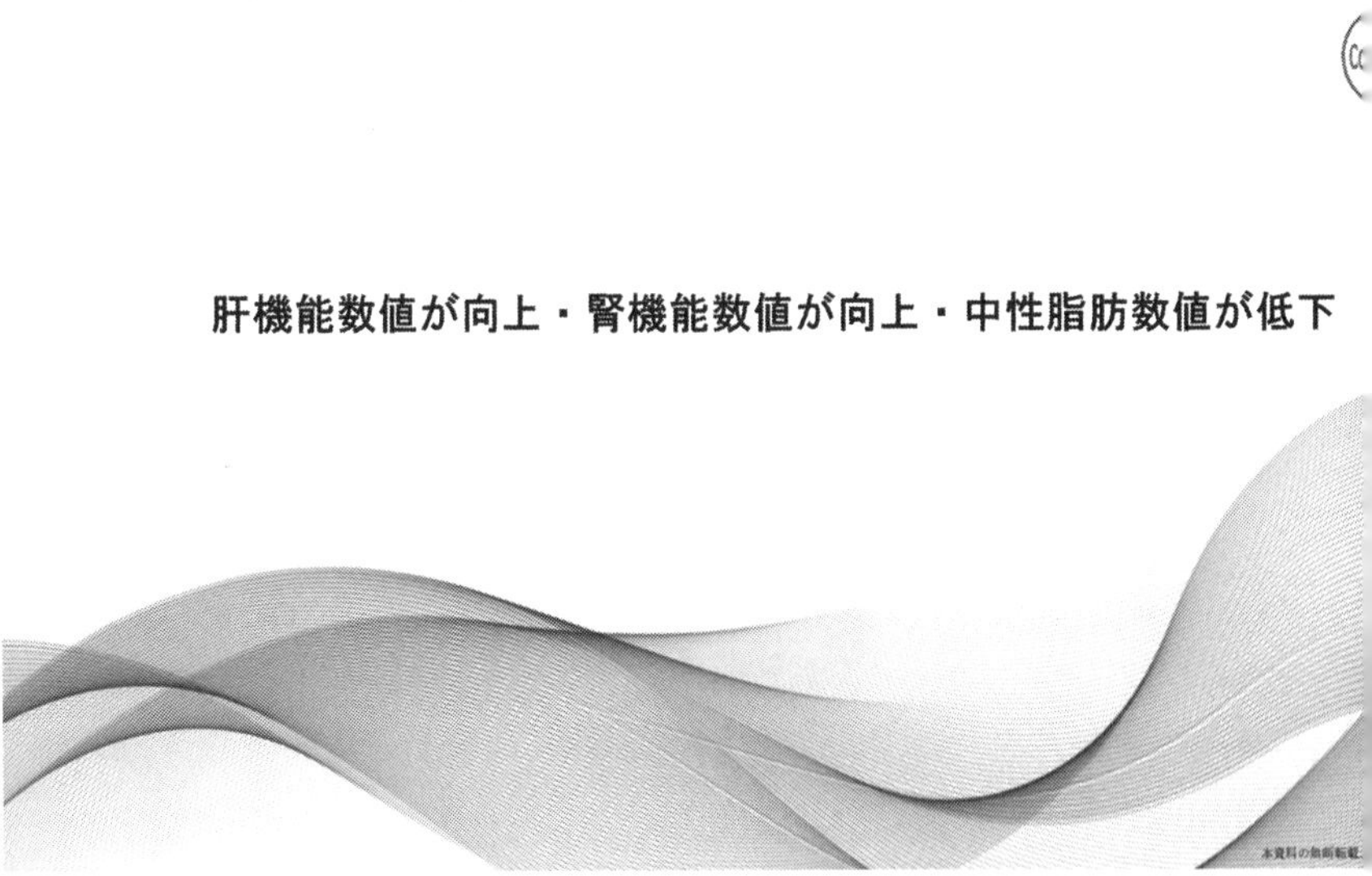

（スライド51）

肝機能血液検査

被検者番号（○は女性）／ 下段は期間内の飲用本数

	検査項目		①	2	③	4	⑤	⑥	⑦	8	⑨	10	11
	基準値（単位）		2本	0本	6本	15本	2本	4本	10本	6本	8本	3本	3本
肝疾患の検査方法	ＴＴＴ	前	11.6	4.3	4.2	4	3	2.6	2.5	8.6	5.5	4.1	3.2
	4以下（U）	後	2.2	4.7	3.8	1.8	1.5	1.2	1.4	3.6	2.9	1.2	2.1
		有効増減	↓	↑	↓	↓	↓	↓	↓	↓	↓	↓	↓
肝臓の細胞に多く含まれる酵素	ＡＬＴ(GPT)	前	21	22	12	32	37	12	17	30	21	21	15
	5−45	後	15	16	13	25	40	12	15	22	17	22	17
	（U／1）	有効増減	↓	↓		↓				↓			
肝臓、心臓、筋、骨、血液内の酵素	ＬＤＨ	前	227	189	237	215	269	229	267	209	224	256	217
	120−240	後	214	190	242	189	312	223	264	188	240	272	225
	（U／1）	有効増減				↓	↑			↓			
肝臓や胆道の病気を調べる酵素	ＡＬＰ	前	266	368	378	246	393	365	207	321	243	226	267
	110−350	後	234	366	392	192	358	318	181	264	228	205	294
	（U／1）	有効増減	↓			↓		↓	↓	↓			↑

腎機能検査

被検者番号（○は女性）／下段は期間内の飲用本数

	検査項目		①	2	③	4	⑤	⑥	⑦	8	⑨	10	11
	基準値（単位）		2本	0本	6本	10本	2本	4本	10本	6本	8本	3本	3本
筋肉細胞に最も多く含まれる酵素の一種	ＣＰＫ	前	101	105	70	130	84	189	129	114	100	152	138
	40−160(女性)	後	121	113	112	109	125	164	148	139	107	164	149
	40−220(男性)	有効増減	↑		↑	↓	↑	↓	↑	↑			↑
	（U／1）												
血中の尿素に含まれる窒素成分	尿素窒素	前	23.6	16.6	21.5	22	20.2	18.8	15	11.8	16.7	17.1	14
	8.0−20	後	14.4	17.5	22.8	14.3	16	17.1	15.9	10.3	15.9	18.8	10.8
	(mg/dl)	有効増減	↓			↓	↓						↓
筋肉中の物質でできる老廃物	クレアチニン	前	0.84	1.03	0.88	1.05	0.76	0.71	0.78	0.89	0.85	1.2	0.88
	0.31-0.88(女性)	後	0.66	0.92	0.77	0.91	0.62	0.45	0.62	0.74	0.4	0.99	0.57
	0.40-1.14(男性)	有効増減							↓		↓	↓	↓
	(mg/dl)												

脂質代謝血液検査

被検者番号（○は女性）／下段は期間内の飲用本数

検査項目		①	2	③	4	⑤	⑥	⑦	8	⑨	10	11
基準値（単位）		2本	0本	6本	15本	2本	4本	10本	6本	8本	3本	3本
総コレステロール	前	244	220	230	195	241	227	204	246	187	238	226
130−219	後	210	216	209	182	264	217	185	220	195	232	250
(mg/dl)	有効増減	↓		↓		↑		↓	↓			↑
HDLコレステロール	前	46	50	60	65	86	71	64	34	58	57	79
40−100(女性)	後	55	48	61	74	102	71	68	35	71	71	96
40−90(男性)	有効増減					↑				↑	↑	↑
(mg/dl)												
LDLコレステロール	前	143	121	144	98	128	119	106	144	96	114	118
70−139	後	146	124	124	100	147	115	97	150	107	134	134
(mg/dl)	有効増減			↓		↑				↑	↑	↑
中性脂肪（ＴＧ）	前	500	390	220	189	192	288	204	450	231	523	142
50−149	後	75	383	221	74	96	243	157	225	85	198	75
(mg/dl)	有効増減	↓			↓	↓	↓	↓	↓	↓	↓	↓

ストレス耐性ー唾液アミラーゼ活性テスト

■試験方法
Gセラミクス反応水100mlを被検者に飲んでもらい、
飲用前と飲用後10分ー20分以内で、
唾液アミラーゼ活性テストを実施し比較を行った。

・被検者は37歳ー51歳の男女計13名。
・前/後は、反応水飲用前と飲用後の値。
・データは±10以上を優位な差として判定。

■結果
Gセラミクス反応水の飲用により、被検者13名中10名でアミラーゼ活性値の優位な低下傾向が見ら
人のストレスを緩和する可能性が示唆された。

（スライド52）

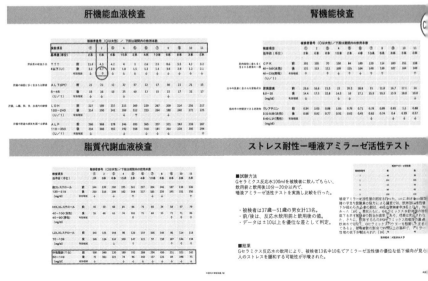

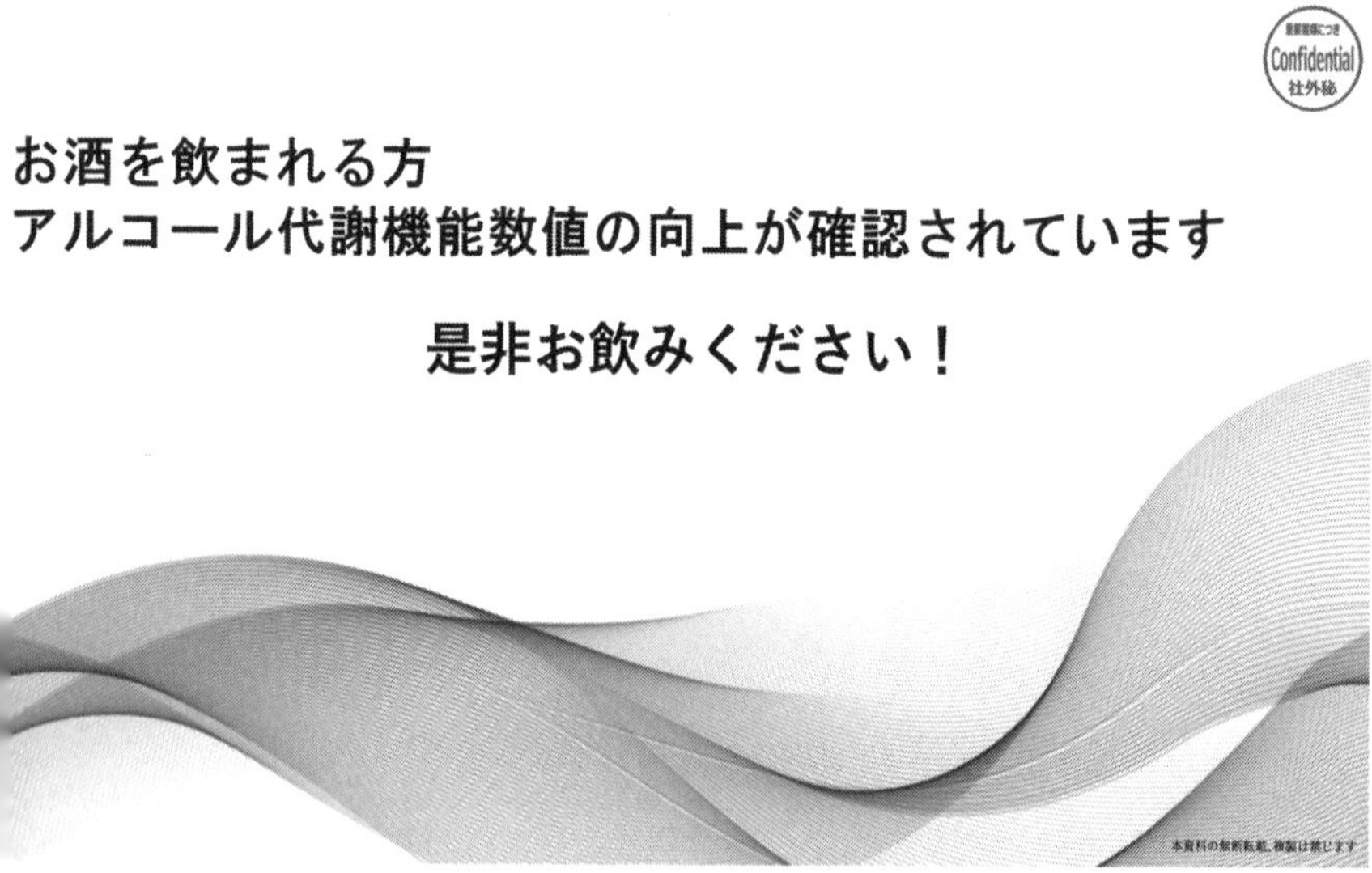
Confidential
社外秘
お酒を飲まれる方
アルコール代謝機能数値の向上が確認されています
是非お飲みください！
本資料の無断転載、複製は禁じます

（スライド53）

ゼ活性テストもすごくいい結果だった。イライラしたり、怒りっぽかったり、何かに集中したい人はGセラを飲むと、アミラーゼが活性して、ストレス性ホルモン、脳内ホルモンが抑制されるから、うつ病にもめちゃめちゃいい。いいことしかないのです。全身の細胞のストレスを緩和する。こんなサプリメントは世の中になかったと思いますね。

（スライド53）

アルコールの代謝機能も向上します。今、働き先がなくて飲み屋関係で働いている人はすごくふえています。シングルマザーのお母さんたちも、やりたくないけどそういう仕事に行っている。でも、子どもの面倒も見なけ

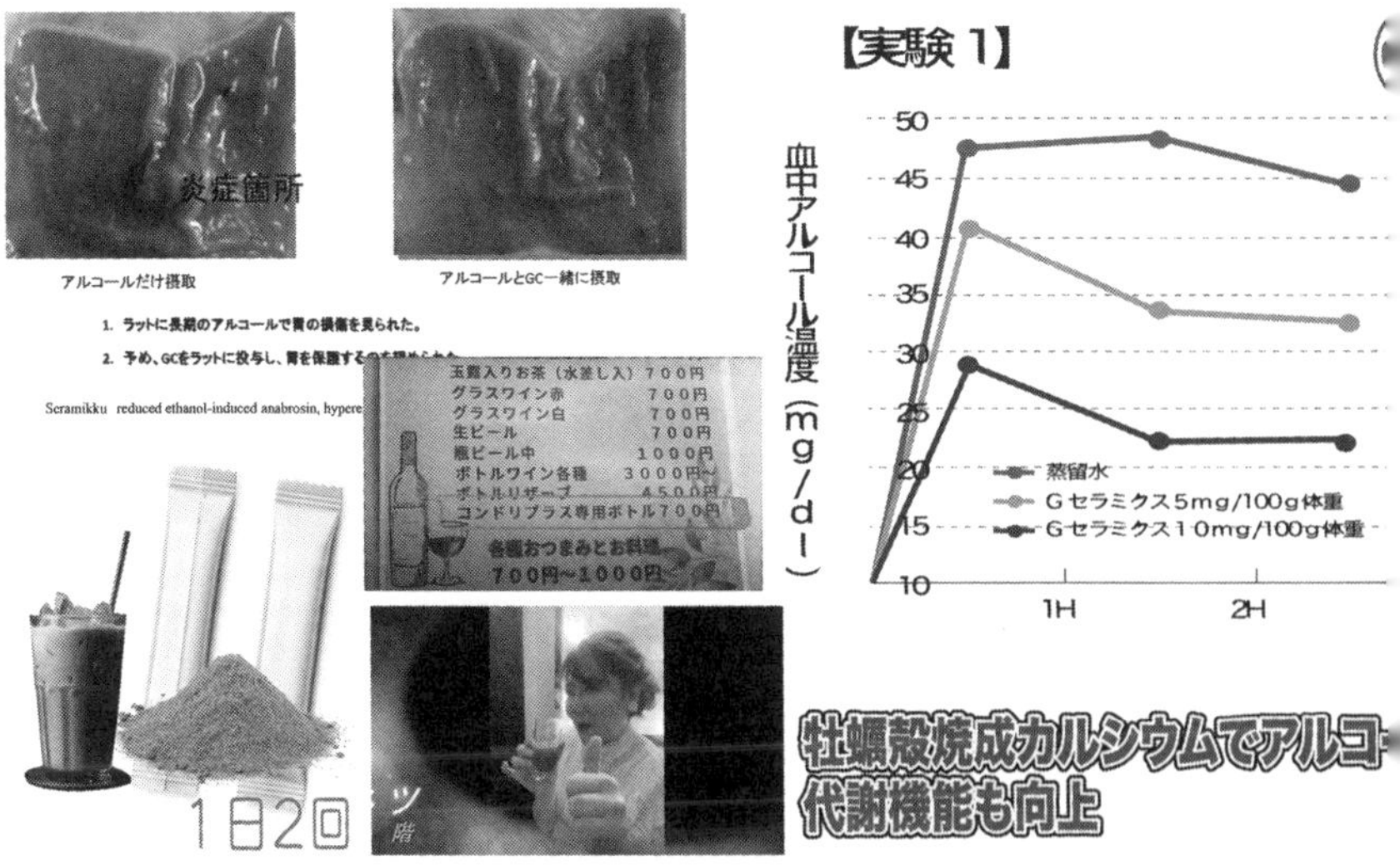

（スライド54）

ればいけないし、嫌いなお酒も飲まなければいけない。

（スライド54）

そんなときにコンドリを飲むと、血中のアルコール濃度が下がって、ほろ酔いの状態が長く続きます。牡蠣殻のお茶にはGセラミクスが2錠分入っています。これで焼酎を割ってお客さんに飲ませると、うまくて、ほろ酔いが長続きするから、店の売り上げがめちゃめちゃ上がります。従業員がお酒抜きのお茶を飲むと、肌はきれいになるし、髪のつやはよくなるし、目は見えるようになるし、肝臓、腎臓、膵臓がよくなるし、利尿効果があって、おしっこがよく出る。ものすごくいいです。

従業員は二日酔いにならない。お客さんは楽しく飲めてお店の売り上げは上がる。三方よしです。そういったところでも証明されています。

お茶（カテキン）も入っている！　スパイクタンパクがつくるプラーク（血栓）をサラサラ血液に変えて流してくれる!?　だから痛風にもいい!?

（映像）

ナレーション　お茶が新型コロナウイルスの感染の抑制に効果的との研究結果が明らかになりました。日本人の生活に欠かせないお茶。ですが……。

――新型コロナウイルスにお茶を添加しますと、ウイルスの感染力がなくなる。

お茶もいれながら、ＥＧＣＧというカテキンも入って、水素と電子が大量に出る。これは本当にすごいと思います。

千葉大学のエビデンス、学会の論文で、３価鉄から2価鉄に還元されるとちゃ

特典動画｜コンドリとアルコール

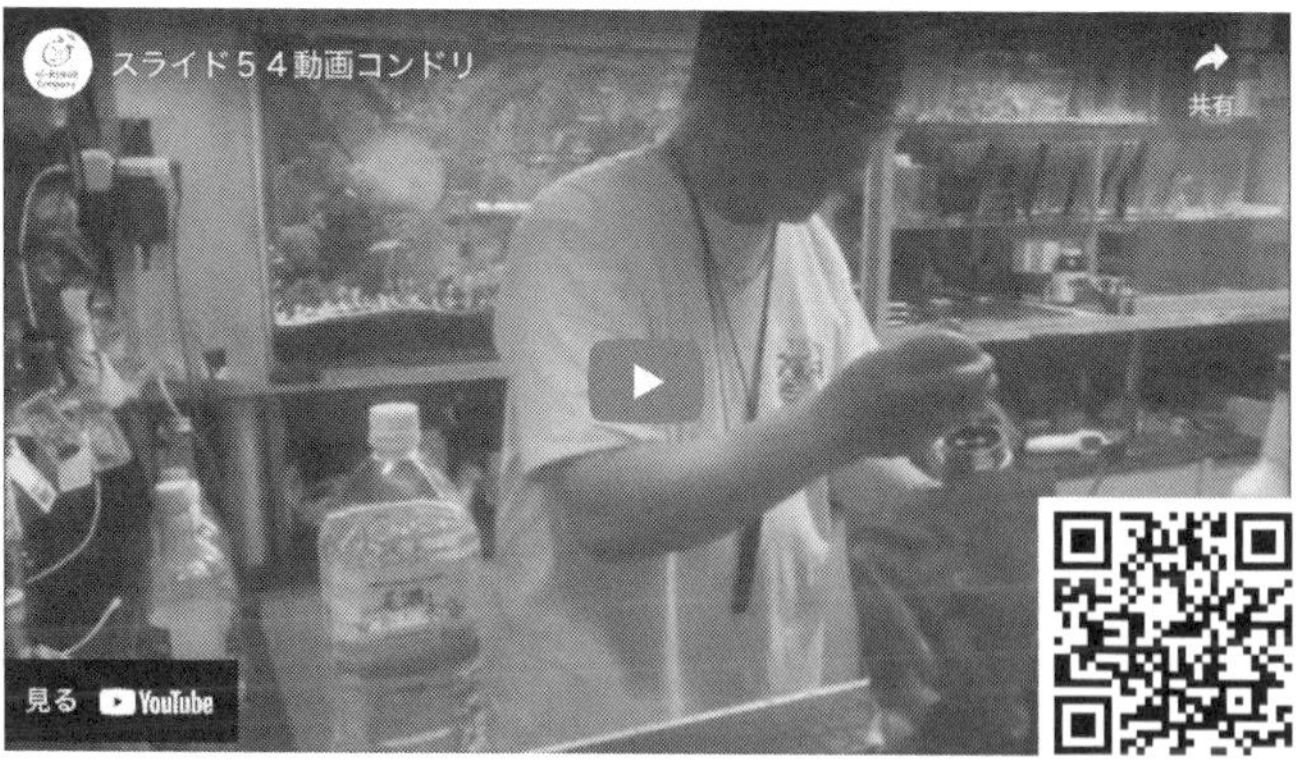

https://hikaruland.net/qr/24-condori.html（映像）

んと出ています。そして、尿酸値の高い人は、赤血球が弾性、やわらかくなって、プラーク（血栓）が詰まらなくなる。ワクチンを打った人の問題の一つは、スパイクたんぱくです。スパイクたんぱくがあちこちを傷つけると、血液の塊、血栓ができます。その血栓が足にたまったり、足首にたまったりする。それが崩壊すると、脳や心臓の血管が詰まります。スパイクたんぱくが3価鉄をつくります。電子が大量にあると、3価鉄に電子がくっついて2価鉄になって血液がサラサラになるから、赤血球の弾性が強まって血栓がたまらなくなる。そうすると、尿酸値も下がる。日本中、世界中に、痛風の人はいっぱいいます。男性の方には朗報です。

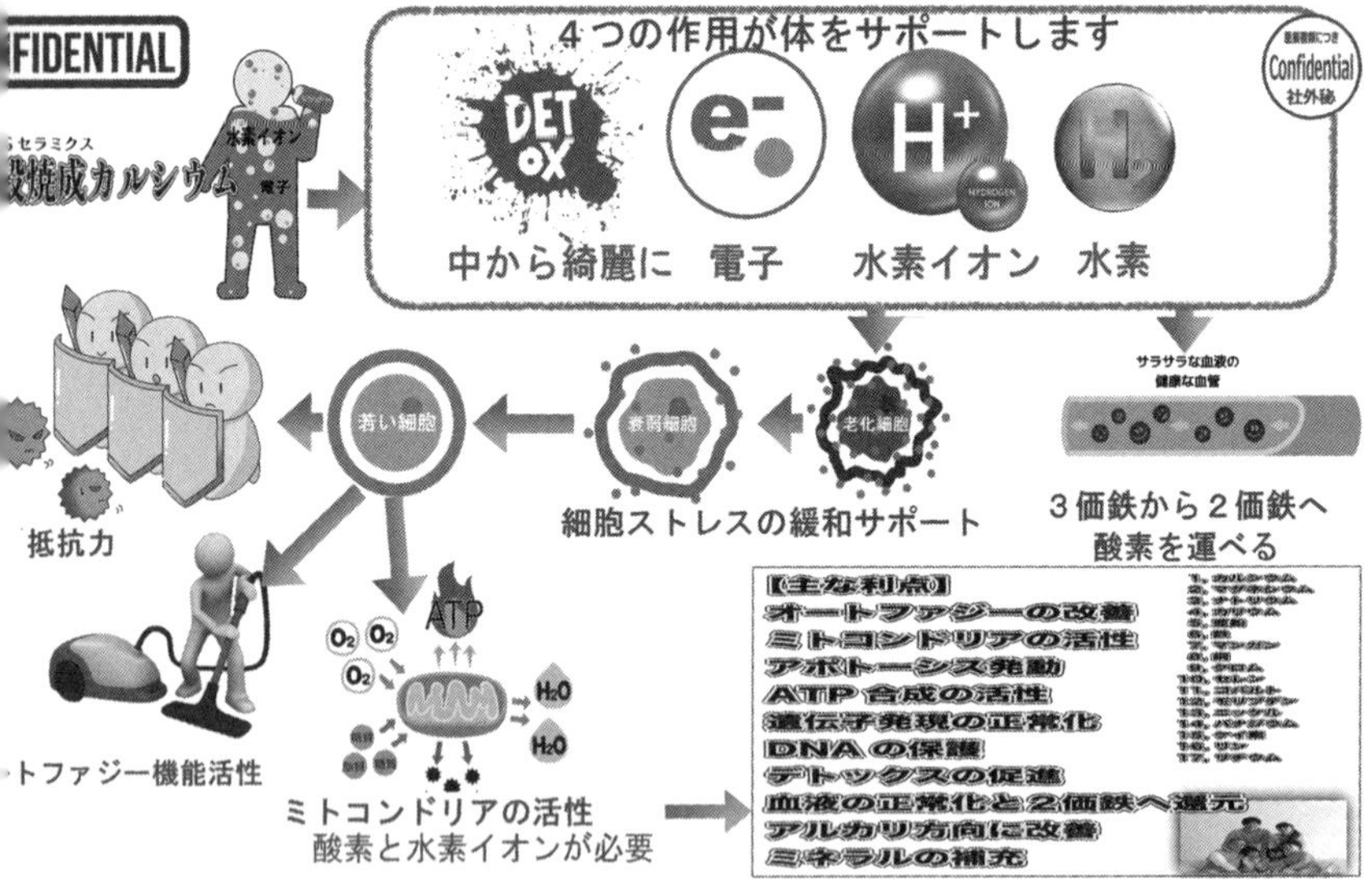

（スライド56）

まとめます。だしパウダーの中にも牡蠣殻焼成カルシウムが1錠半入っていますので、それだけでも十分です。御飯の中にブーストしています。御飯を食べながら水素と電子が出るようなものですからね。それが体の中に入ると、まずは解毒のトリガーを引く。宿便から重金属がなくなればなくなるほど、腸の状態はよくなります。さらに水素と電子が腸の中をどんどん活性化するので、善玉菌がどんどんふえます。だから、便のにおいが消える。

（スライド56）

Gセラミクスは体の水分を使って電子と水素イオンをつくります。電子と水素イオンが結合すると水素になります。それが体中に10時間以上あるので、ダメージのない細胞が全身にできます。ダメージのない細胞は、免疫が強くなり、オートファジーという細胞の中の掃除機能がよくなる。オートファジーが活性化すると、スパイクたんぱくを抑制します。

エネルギーをつくる過程でできる2％の活性酸素は、ビタミン剤でも水素ガスでも水素水でも消去できます。これは正しいです。だけれども、ワクチンを打った人は体中に大量にスパイクたんぱくが発生して、そこから活性酸素が出ていきます。全身の活性酸素の発生量は、２０１９年のワクチン接種後からものすごく上がっています。だから2年半で日本人が３１５万人も死んでしまいました。これは大東亜戦争並みの死者数です。厚生省がしれっとホームページで発表していますけど、大変なことです。それはミトコンドリアが原因です。サプリメントや水素では酸素を運べません。ミトコンドリアに必要な酸素と水素イオンと電子を全て供給するのがＧセラミクスです。

どういう効果があるか。３価鉄から2価鉄に血液が還元されます。それには体の水分しか使っていません。残留もしません。副作用もありません。

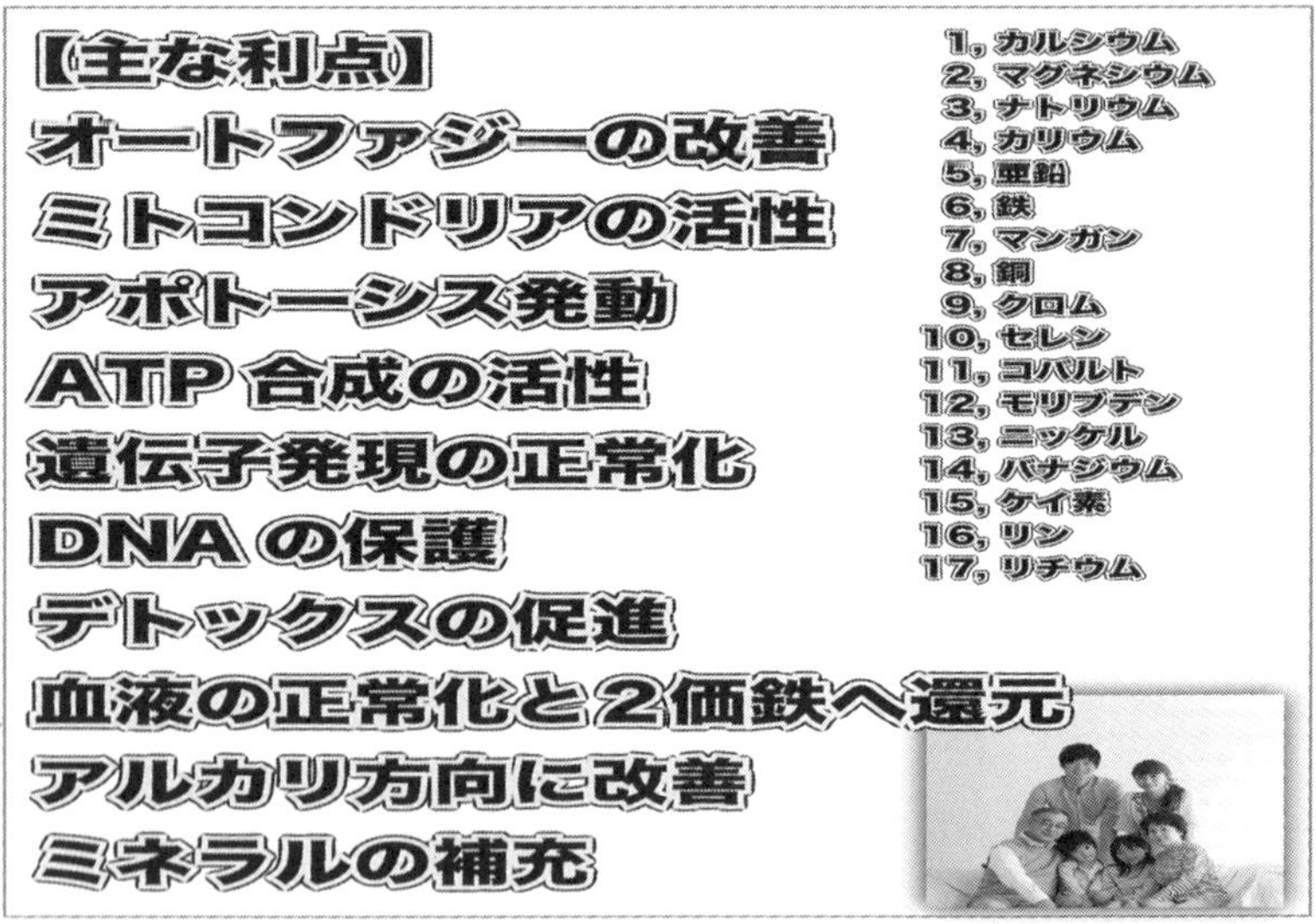
【主な利点】
オートファジーの改善
ミトコンドリアの活性
アポトーシス発動
ATP合成の活性
遺伝子発現の正常化
DNAの保護
デトックスの促進
血液の正常化と2価鉄へ還元
アルカリ方向に改善
ミネラルの補充
1, カルシウム
2, マグネシウム
3, ナトリウム
4, カリウム
5, 亜鉛
6, 鉄
7, マンガン
8, 銅
9, クロム
10, セレン
11, コバルト
12, モリブデン
13, ニッケル
14, バナジウム
15, ケイ素
16, リン
17, リチウム

（スライド57）

1日5000個発生するがん細胞も元気なミトコンドリアがいるならすぐ消せてしまうのです!?

（スライド57）

そして、オートファジーを改善します。ミトコンドリアを活性化します。ミトコンドリアが元気になると、体中に発生した1日5000個のがん細胞が消えます。なぜか。ミトコンドリアがプログラムされた細胞死（アポトーシス）の信号を出すからです。

抗がん剤を打った人は最初に腸内細菌がダメになって、黒い便が出ます。腸内細菌がダメになると水素イオンができないので、ミトコンドリアは水素イオンをキャッチアップできなくて働かなくなる。だから、がんが転移する。簡単なことです。ミトコンドリアが元気になれば、小さいがんは消えます。

不妊症もなくなります。不妊症の治療でミトコンドリアを移植していますが、電子と水素イオンがあれば、卵が元気になって、精子も強くなる。遺伝子の発現、GX（gene expression）がよくなる。DNAが保護される。オートファジーがよくなるからデトックスが促進される。血液が正常化して2価鉄に還元されて、アルカリ方向に体が傾く。ミネラルが補充される。17種類がイオン化している。

（スライド58）

脳にはブラッド・ブレイン・バリア（血液脳関門）というフィルターがあって、薬品も薬も重金属も脳には絶対に上がりません。地球上にはパーキンソン病や認知症などの脳の薬はないのです。バファリンは首のあたりで痛みをとめています。だけど、水素は世界で一番小さい物質です。大きさは細胞のまわりにあいている穴の10万分の1です。プラスチックも突き抜けるので保存はできません。体の中

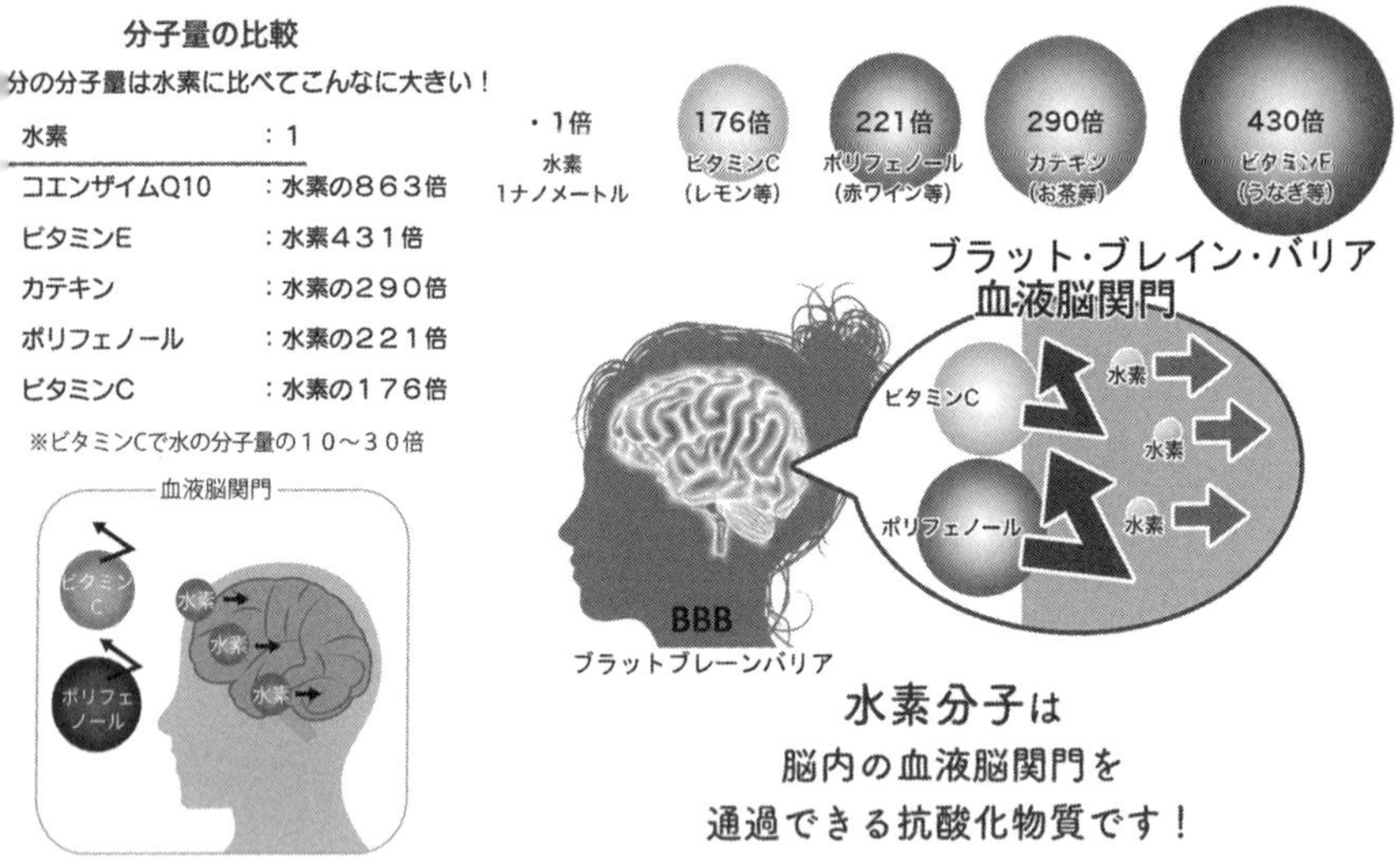

（スライド58）

でつくって余った水素はどんどん抜けて出ていきます。水素を活性酸素にぶつけると、水に変わります。

水素は脳の中にどんどん入っていきます。脳に障害があって活性酸素が出ていると、脳は全体でダメージを受けていると判断するから、シナプス、神経が動かなくなります。脳の障害がある人がGセラミクスを飲むと、活性酸素に向かって電子が上がって活性酸素を消していきます。脳に活性酸素が存在しないと、脳は勝手にダメージがないと判断するので、シナプス、神経が動き始めます。

宮崎県で生まれたある脳性麻痺の子どもは、15年間、寝たきりでした。お母さんは床ずれとの戦い、吸引との戦いです。毎日、バケツ半分の茶色い液体を吐いていました。その子にGセラミクス6錠分を水に溶かして飲ませてみました。立ち上がってくれとは思っていません。体が楽になったらいいなと思っていました。ところが今、その子は15歳になって、車椅子に乗ってゲームをやっています。脳性麻痺の子どもに飲ませる薬はたくさんありましたが、ほかの薬では15年間ピクリとも動かなかった。Gセラミクスを飲むことで、電子が脳に飛んで活性酸素を消去し、神経がつながり始めたと考えられます。

脳梗塞は水素で治る!?　これは医学界の常識です!?
記憶力低下にも水素です!?

（スライド59、60）

脳梗塞は水素で治るというのは医学の世界でも多く報告されています。記憶力の低下も水素で改善します。とにかく水素がいいのです。

水素に関する新聞報道

記憶力低下 水素水で抑制

■日本医大 マウス実験で確認

水素水を飲むことで、記憶力（認知機能）の低下を抑えられることを日本医大の太田成男教授らが動物実験で確認した。認知症の予防や治療にも道を開く成果で、科学誌ニューロサイコファーマコロジー電子版に発表した。

ストレスによって記憶力が低下することは知られている。研究チームは、マウスを狭い空間に閉じ込め、餌を与えないなどのストレスを加えたうえで、記憶力が、水素が大量に溶け込んだ水と通常の水を飲ませた場合でどのくらい違うか、10匹ずつ、三つの方法で6週間かけて比較した。その結果、いずれの場合も水素水を飲ませた方が記憶力が顕著に高く、ストレスのないマウスとほぼ同等だった。記憶をつかさどる脳の領域（海馬）における神経幹細胞の増殖能力も同様の傾向だった。

研究チームは昨年、水素が活性酸素を取り除き、脳梗塞による脳障害を半減させることを確認。認知症は活性酸素などによって神経細胞が変性する病気とされるが、太田教授は「水素水を飲まないマウスの海馬には活性酸素によって作られた物質が蓄積していた。水素水が活性酸素によって低下した神経細胞の増殖能力を回復させ、記憶力低下も抑制したと考えられる」と話している。

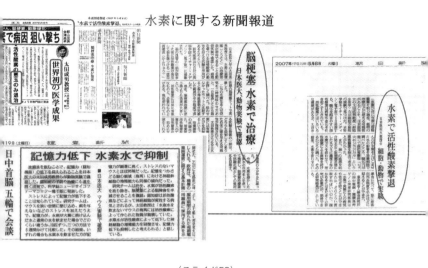

（スライド59）

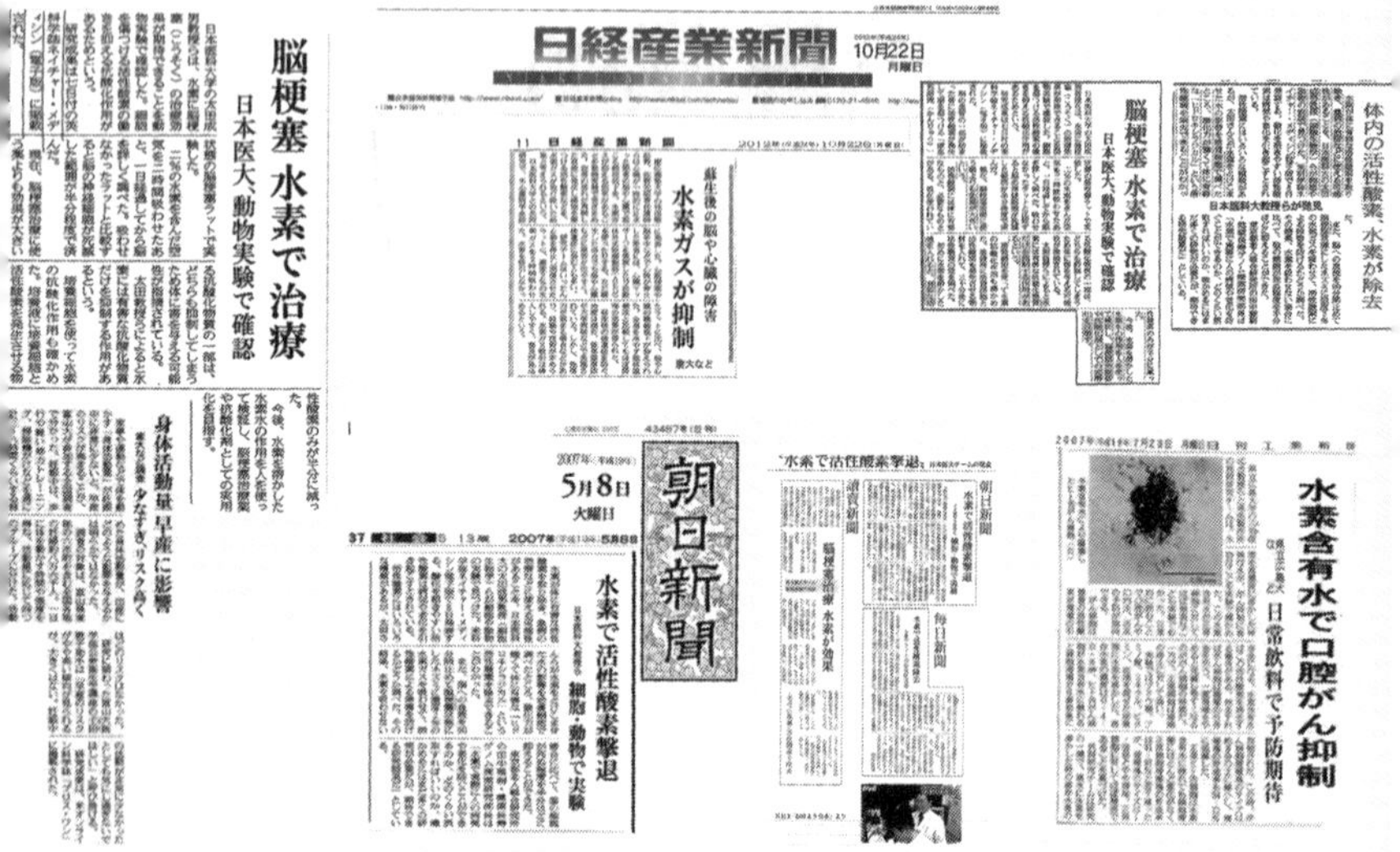

（スライド60）

（スライド61、62）

水素はさびない体をつくります。がんも消えます。だけど、これはｐｐｍの水素のことを言っています。水素イオンでなければダメです。水素ガスでは酸素を運べません。サプリメントでもいいのですが、今は3価鉄化が進み、シェディングも起きているから、サプリメントでは間に合わない体になっています。

（スライド63）

24時間、水素の機械を持って吸い続けるのは無理です。水素水は保存できないから、できたてを飲み続けることもできません。だから、ここの会社は60年前に考え方を変えました。無駄なものを吸着して排除し、体の水分で電子と水素イオンをつくり出す。それができるまでに60年かかりました。それが初めて製品化されました。

（スライド65）

水素に関する書籍

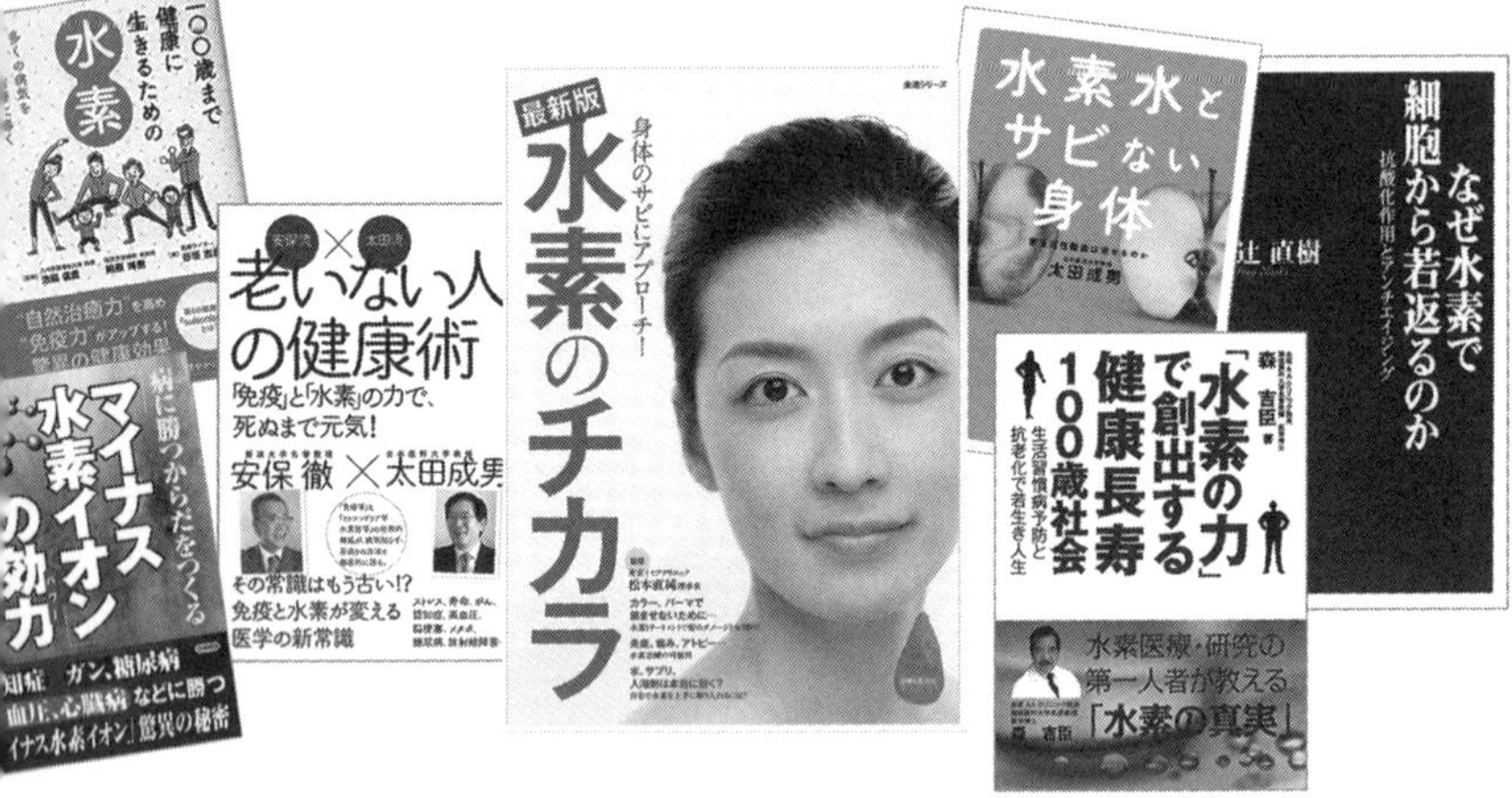

（スライド61）

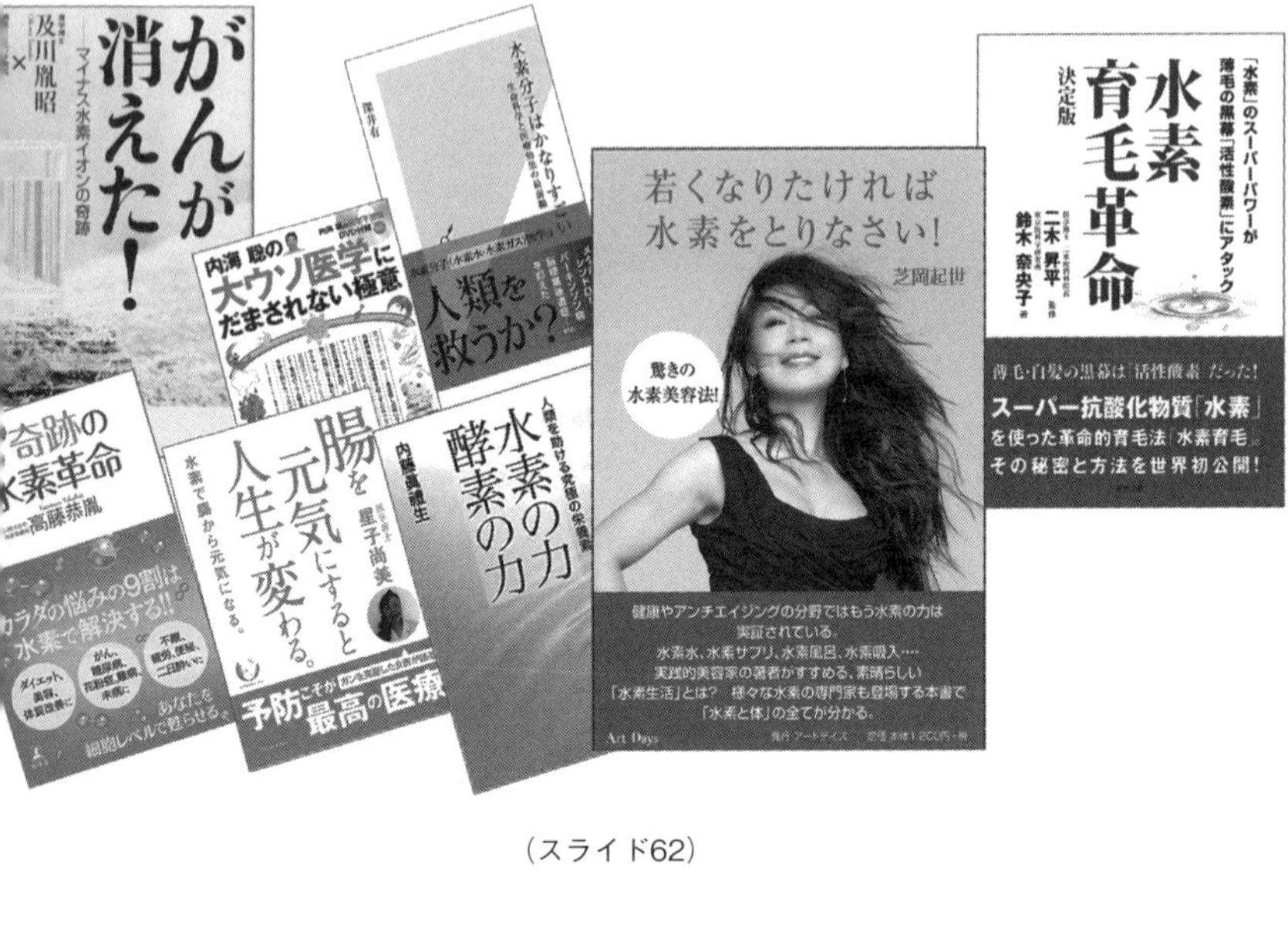

（スライド62）

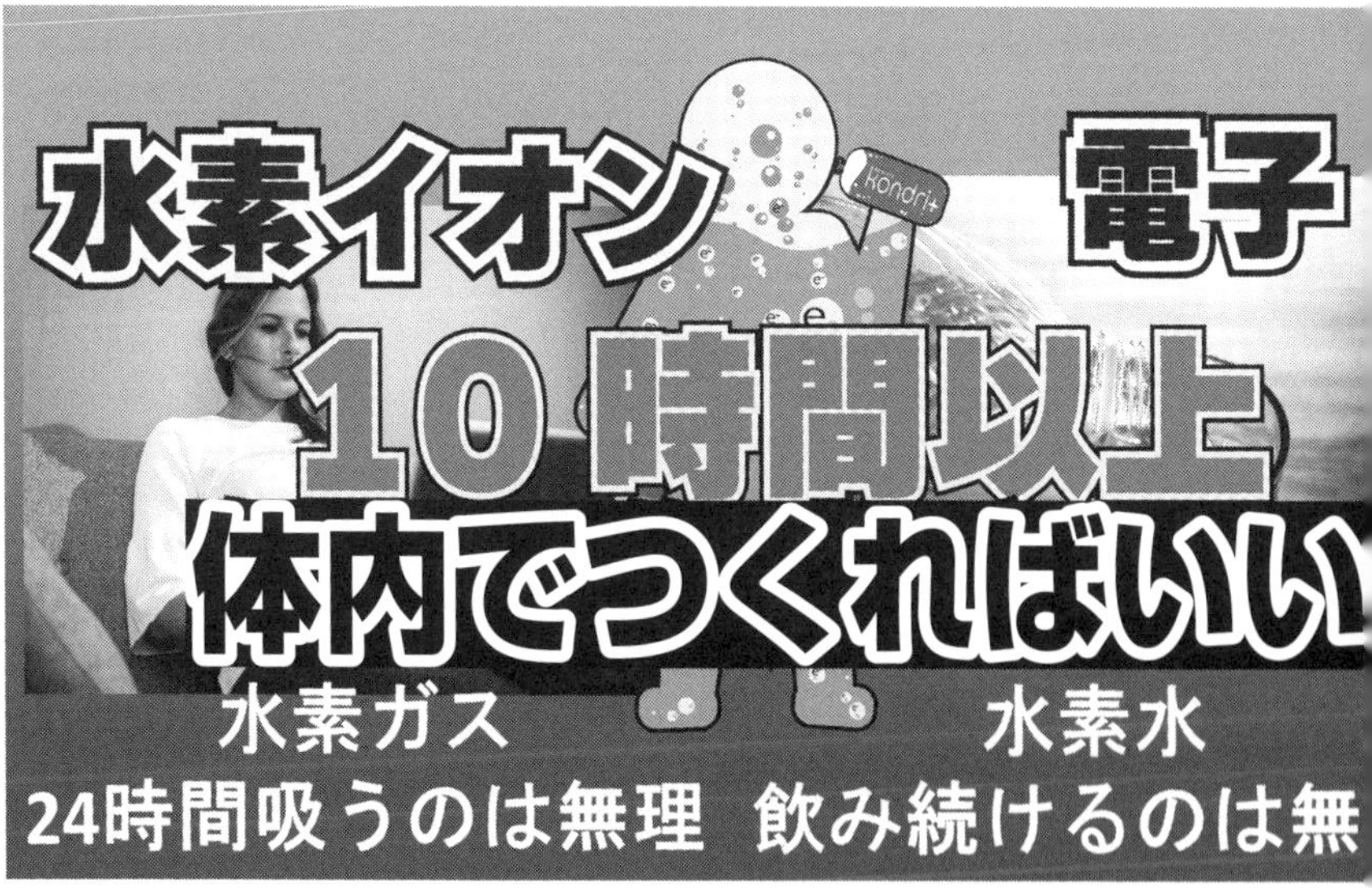
水素イオン
電子
kondri+
10時間以上
体内でつくればいい
水素ガス
水素水
24時間吸うのは無理
飲み続けるのは無

（スライド63）

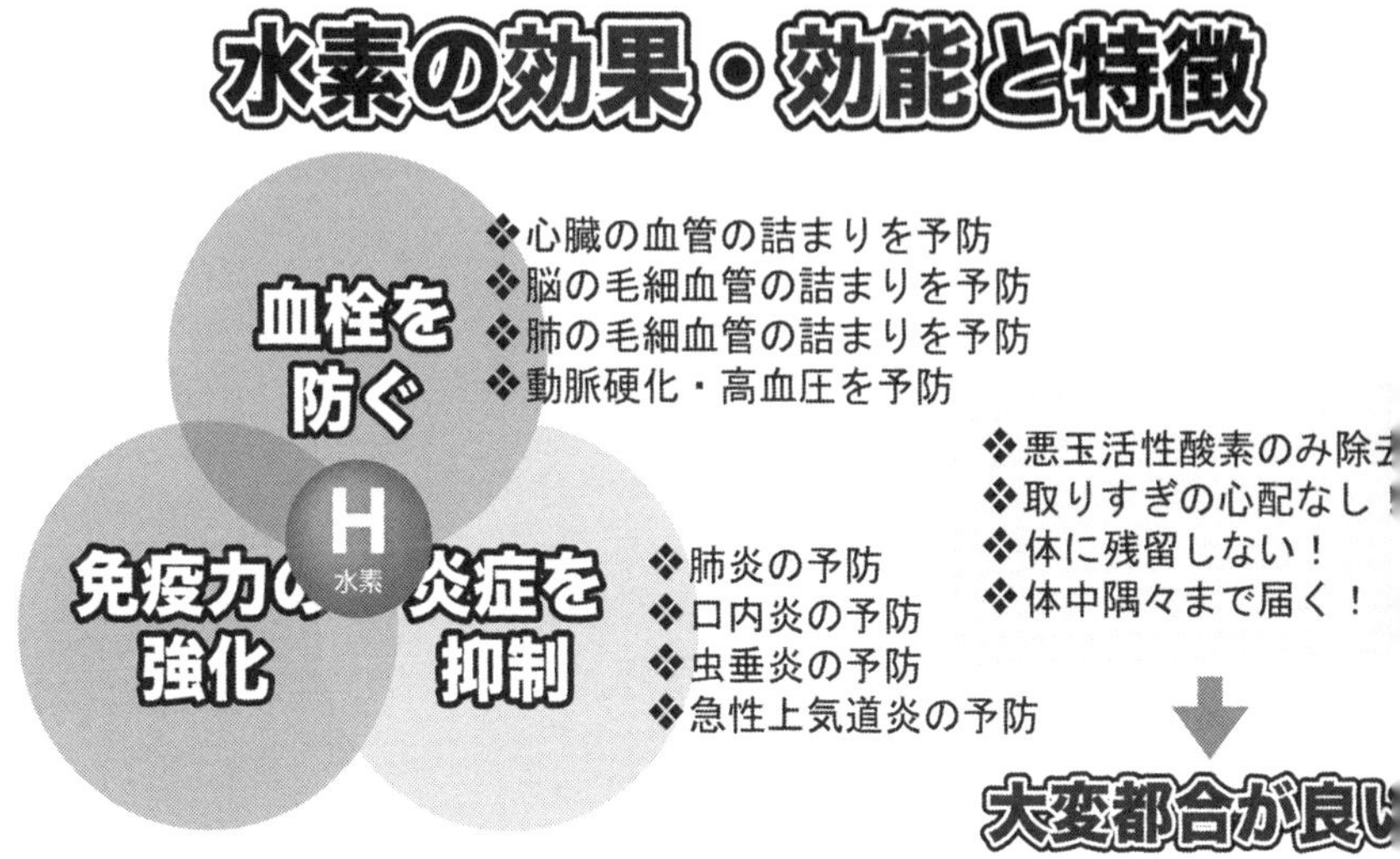

❖心臓の血管の詰まりを予防
❖脳の毛細血管の詰まりを予防
❖肺の毛細血管の詰まりを予防
❖動脈硬化・高血圧を予防

❖肺炎の予防
❖口内炎の予防
❖虫垂炎の予防
❖急性上気道炎の予防
❖取りすぎの心配なし
❖体に残留しない！
❖体中隅々まで届く！
大変都合が良

（スライド65）

水素の効果の特徴は、一般的に悪玉活性酸素のみを排除します。体中の隅々まで水素が行き渡ります。そして、血栓を防ぎ、免疫を強化し、炎症を防ぐ。一番いいじゃないですか。

信じられますか!?　数多あるこの改善例!?
残留物ゼロ、副作用もないので試す価値はありそう!?

日本では70％の子どもがワクチンを打ちました。親御さんが子どもに打たせてしまった。ＤＳのアウシュビッツ計画。日本民族抹殺です。だから、子どもが生まれないし、子孫を残すことができなくなっている。ワクチンを打った人はサイトカイン反応が起きて、これから心筋炎がいっぱい起きてきます。コンドリはその炎症を抑制します。

田中さんのグローイングリッチ社でコンドリの独占販売が決まりました。今まで製品化されていなかったのを、メーカーがつくる製品としてグローイングリッチ社が独占販売権を取ったのです。ほかのメーカーは、まねできません。それが

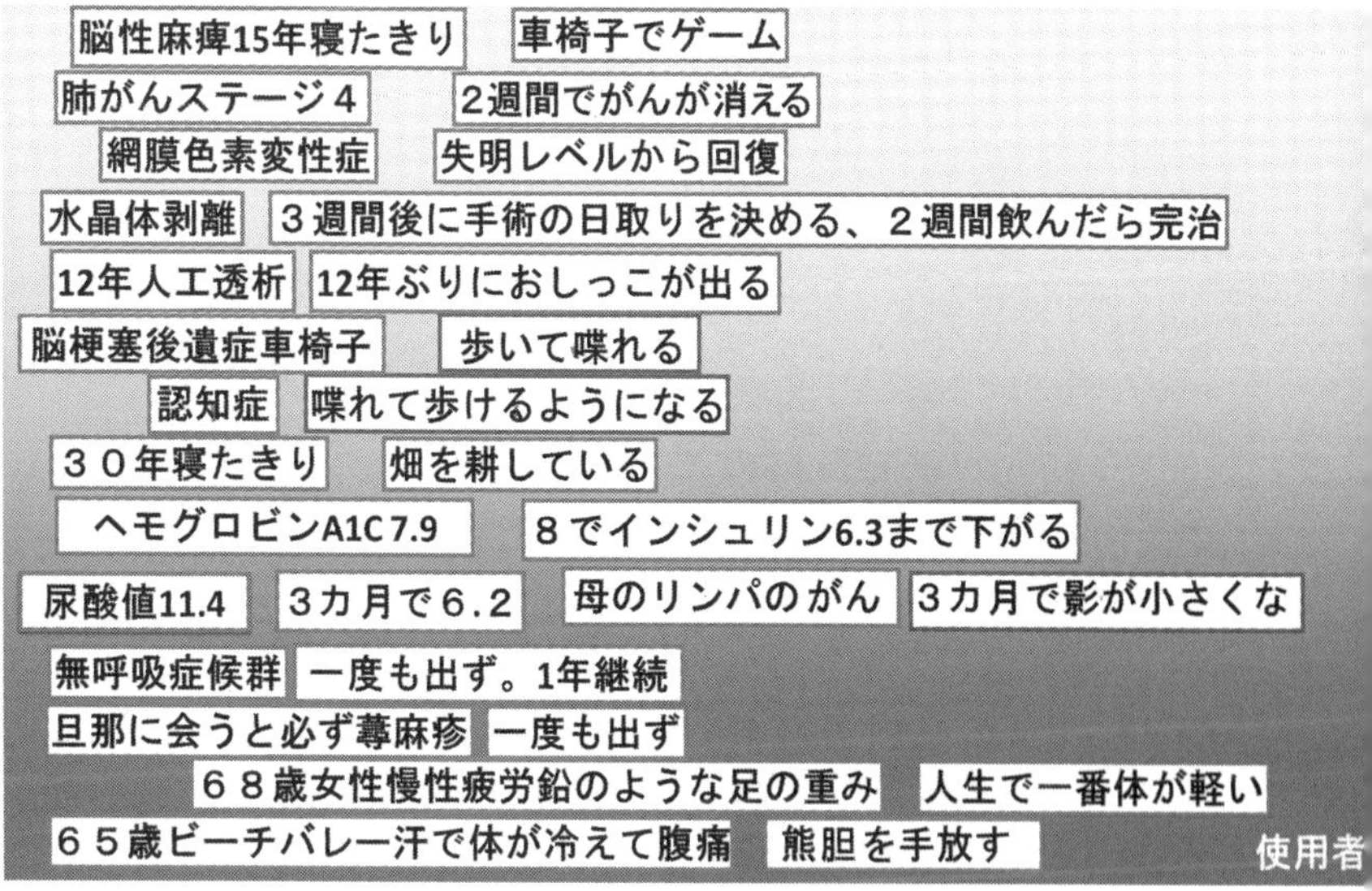
脳性麻痺15年寝たきり
車椅子でゲーム
肺がんステージ４
２週間でがんが消える
網膜色素変性症
失明レベルから回復
水晶体剥離
３週間後に手術の日取りを決める、２週間飲んだら完治
12年人工透析
12年ぶりにおしっこが出る
脳梗塞後遺症車椅子
歩いて喋れる
認知症
喋れて歩けるようになる
３０年寝たきり
畑を耕している
ヘモグロビンA1C 7.9
８でインシュリン6.3まで下がる
尿酸値11.4
3カ月で６.２
母のリンパのがん
3カ月で影が小さくな
無呼吸症候群
一度も出ず。1年継続
旦那に会うと必ず蕁麻疹
一度も出ず
６８歳女性慢性疲労鉛のような足の重み
人生で一番体が軽い
６５歳ビーチバレー汗で体が冷えて腹痛
熊胆を手放す
使用者

（スライド66）

去年（２０２３年）の5月から発売されています。今、皆さんはそれを知っています。国民の99％は知りません。薬局の年間売上げは幾らですか。対症療法は効かない。その場の鎮痛だけです。

最新の話では、頭痛持ちで10年間解熱鎮痛薬を手放さなかった人にたった5錠飲ませたら、その人から「頭痛薬を飲むのを忘れていました」という電話が来ました。それから数カ月、一度も薬に頼っていません。

（スライド66）

卵巣の卵がＦＦ70からトリプルＡまで改善した人もいます。

肺がんがステージ４で骨に転移している79

歳の人の話を聞いて、僕はコンドリを20本と陶板浴という体を温めるものを55万円で買って、すぐに送ってあげました。そして、「体を温めて、ちょっと断食をして、Gセラをとにかく30錠飲んで」と言いました。息子さんが九州大学の歯科医だったので、九大のコネで福岡大学に行って調べたら、肺がんのステージ4で全身に転移があって、助からないかもしれないと言われたのです。その人は病院食も食べないで、糖質制限をして、体を温められないから、布団の中を温めながらGセラを飲んだ。1週間後の肺がんの検査で検体を取った日に、病院から「全てのがんが消えています」という電話がありました。誤診かもしれないので、もう一度検査をしてもらって、結果、無事に退院しました。

水晶体剝離で3週間後に手術の日取りを決めていたのに、2週間飲んだらよくなった人もいます。

ヘモグロビンA1Cが7・9で、8になったらインシュリンを打たなければいけないという人にコンドリを飲ませました。その人は暴飲暴食の旅に出て、やけ食い、やけ飲みして帰ってきたのに、検査したらインシュリンが6・3まで下がって、インシュリンを打たなくてもいい状態になりました。

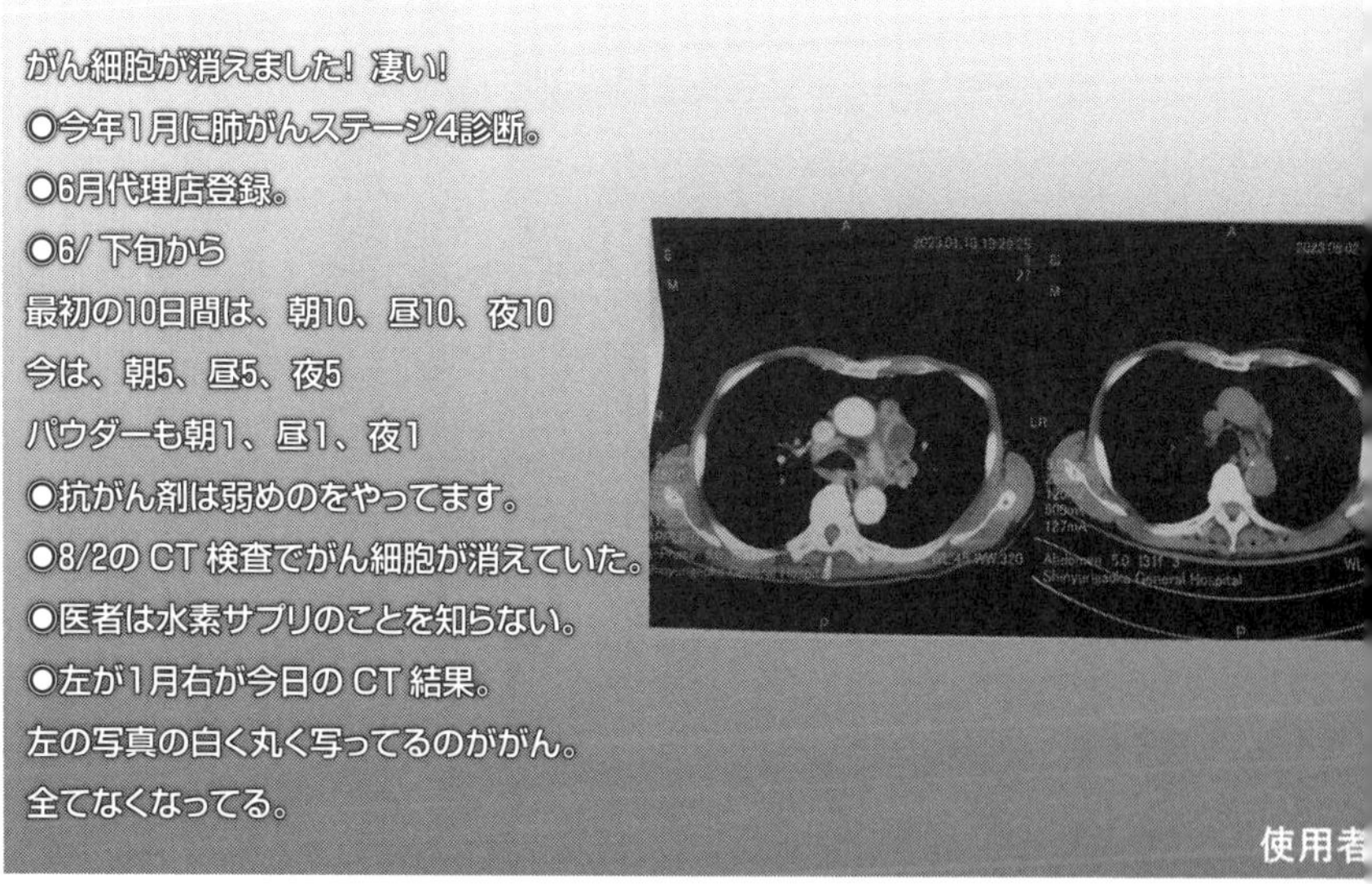
がん細胞が消えました！ 凄い！
○今年1月に肺がんステージ4診断。
○6月代理店登録。
○6/ 下旬から
最初の10日間は、朝10、昼10、夜10
今は、朝5、昼5、夜5
パウダーも朝1、昼1、夜1
○抗がん剤は弱めのをやってます。
○8/2の CT 検査でがん細胞が消えていた。
○医者は水素サプリのことを知らない。
○左が1月右が今日の CT 結果。
左の写真の白く丸く写ってるのががん。
全てなくなってる。
使用者

（スライド67）

尿酸値が11・4から6・2に下がった。これは僕のことです。ずっと尿酸値が高くて、年1〜2回、痛風を発症していたのがよくなりました。母のがんが非常に小さくなった。

（スライド67）

この方は6月の頭に代官山の僕の説明会に来てくれた人です。肺がんのステージ4だったのに、僕に言われたとおり、朝10錠、昼10錠、夜10錠飲んだら、8月2日のCT検査で、がん細胞が全て消えたという手紙をいただきました。抗がん剤治療をしていたら、果たして助かったのかなと思います。何に出会い、何を知っているかが、人生の分かれ道です。

50代前半ぐらいで、腰が痛い、背中が痛いと言っていた方のお話があります。

――がんになってから45キロまで痩せたんですけれども、おかげさまで、この3年間で60キロまで戻りました。ふっくらしまして。がんになったとわかったのが5月で、そのときはスキルスがんで転移もしていました。ちょうど俳優の今井雅之さんがなくなられたときとほぼ同じ時期です。夜中に背中に激痛が走って、こんなに苦しいなら死んだほうがましだと思うぐらいでした。それで水素を飲んで3日目ぐらいに痛みがなくなって、食欲が出てきました。1週間ぐらいたつと、普通に食事ができるようになりました。効果が出るのはかなり早かったです。1日15粒飲んで、1カ月後に検査をしたときに、35カ所あったがんが一挙になくなっていました。7月に3年目の検査をしましたが、再発はないです。

こういった細かいデータも全部見せてくれています。

この方は、ほぼ失明していたのに、今は車の運転にもチャレンジしています。

――水素を紹介されまして、毎日たくさん飲んだほうがいいと言われました。網膜色素変性症という病気を持っていますので、言われたとおりに毎日15錠を3カ月飲みました。そうしましたら、今、私はカラオケ教室をやっておりますけれども、最初はカラオケの字幕が見えなくてヘルパーさんに助けてもらっていたんですけど、自分で見えるようになりました。そしてまた、光ですね。テレビ画面の色が見えなくて、巫女さんの袴も白と黒しか見えなかったんですけど、赤い色が見えるようになりました。暗い中で人の顔が見えるようになりました。杖をついていましたけれど、今は杖は要らなくて、もっと素早く歩きたいというふうになりましたね。

（スライド68）

このようにいろんな結果が出ています。最近では、「奥さんが優しくなりました」と言う人がいました。精神が安定するのでしょうね。血圧の高い人が下がったり、犬猫でも、2週間で獣医学部が驚くほどの結果が出ています。

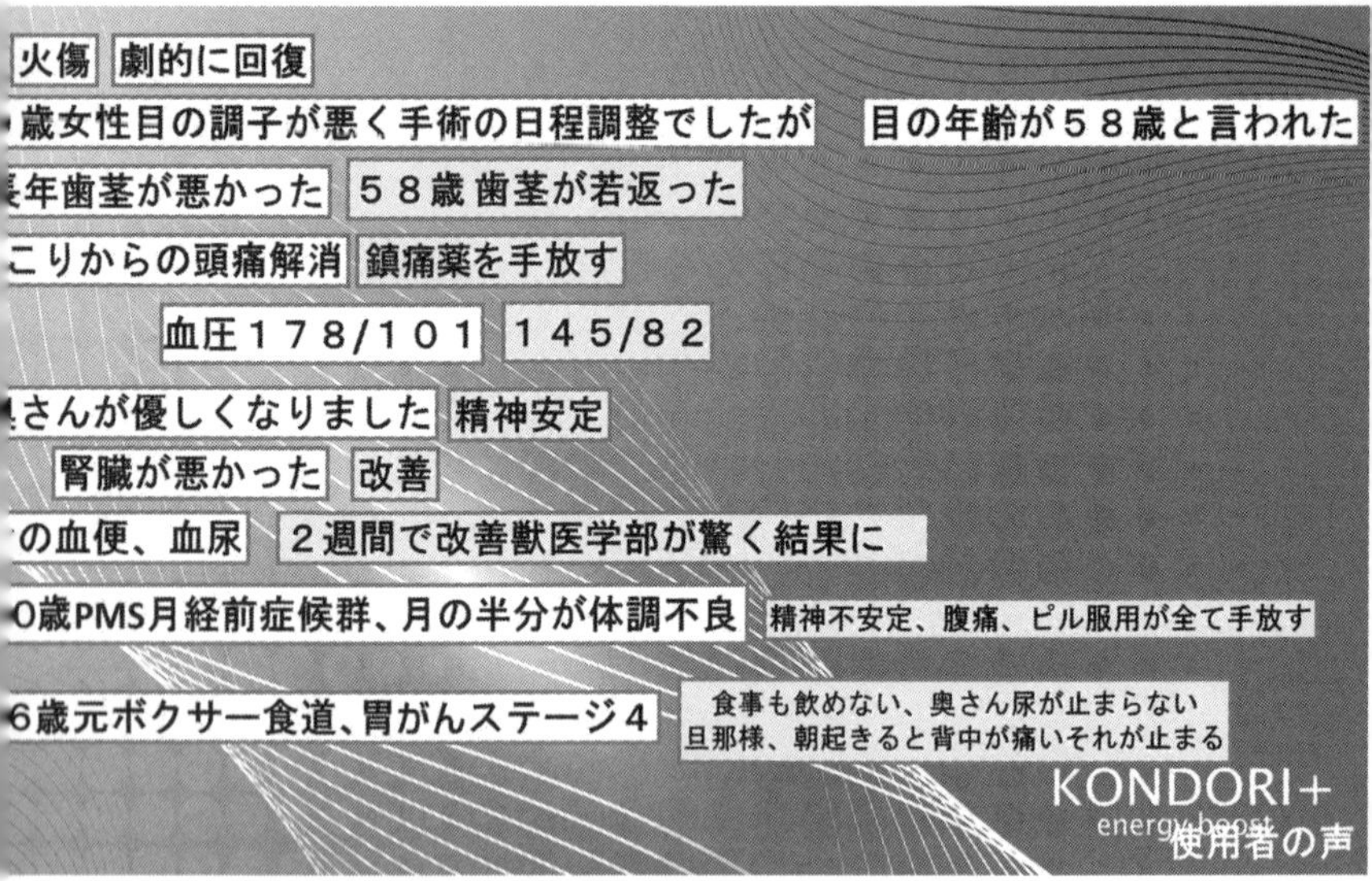
火傷　劇的に回復
歳女性目の調子が悪く手術の日程調整でしたが　目の年齢が５８歳と言われた
年歯茎が悪かった　５８歳 歯茎が若返った
こりからの頭痛解消　鎮痛薬を手放す
血圧１７８/１０１　１４５/８２
さんが優しくなりました　精神安定
腎臓が悪かった　改善
の血便、血尿　２週間で改善獣医学部が驚く結果に
0歳PMS月経前症候群、月の半分が体調不良　精神不安定、腹痛、ピル服用が全て手放す
6歳元ボクサー食道、胃がんステージ４　食事も飲めない、奥さん尿が止まらない
旦那様、朝起きると背中が痛いそれが止まる
KONDORI＋
energy boost
使用者の声

（スライド68）

（スライド69）

コンドリを飲んだ皆さんから、何らかの悩みを持っていたけど改善したという手紙をたくさんもらっています。これを印刷してドラッグストアに持っていって、「これらの病気を改善できる薬を全部ください」と言ったら、一体どれぐらいの種類の薬が出て、どれぐらいの金額になるのか。それがコンドリ一つで済みます。コンドリは確実にこれらの病気の予防ができるのです。

例えば、僕が皆さんの自宅に行って手を切りました。止血します。ばんそうこうで巻けばいいという専門知識を僕はもう学んで知っています。だけど僕は皆さんの自宅のどこに

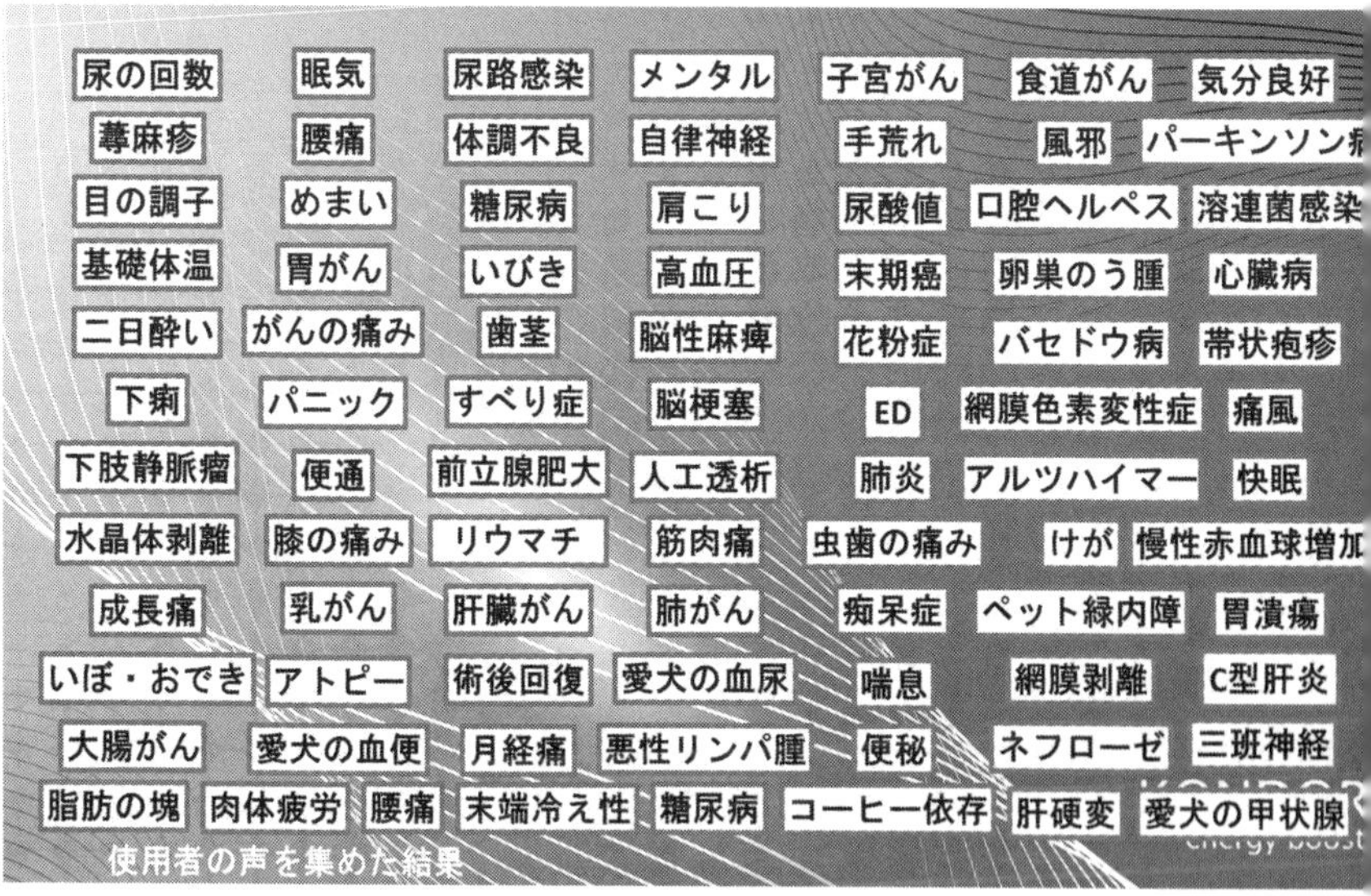

（スライド69）

常備薬があるかわからない。

何が言いたいかというと、もし皆さんが突然、「スキルスがんです。余命1カ月です」と言われたらどうしますか。「エッ、こんなに元気ですよ」と言うかもしれない。でも、元気と健康は違います。自分は元気でも、細胞は健康ではなかった。言われてみれば、確かに胃が持たれる感じはあった。泣いて1週間、さまざまなパスワードを子どもたちに教えるのに1週間、そして、あと2週間で死にます。

そんなときに何をやりますか。抗がん剤ですか。コンドリを知っていたら、コンドリに賭けてみようと思いませんか。

人工透析を12年やっていた僕の友人が12年

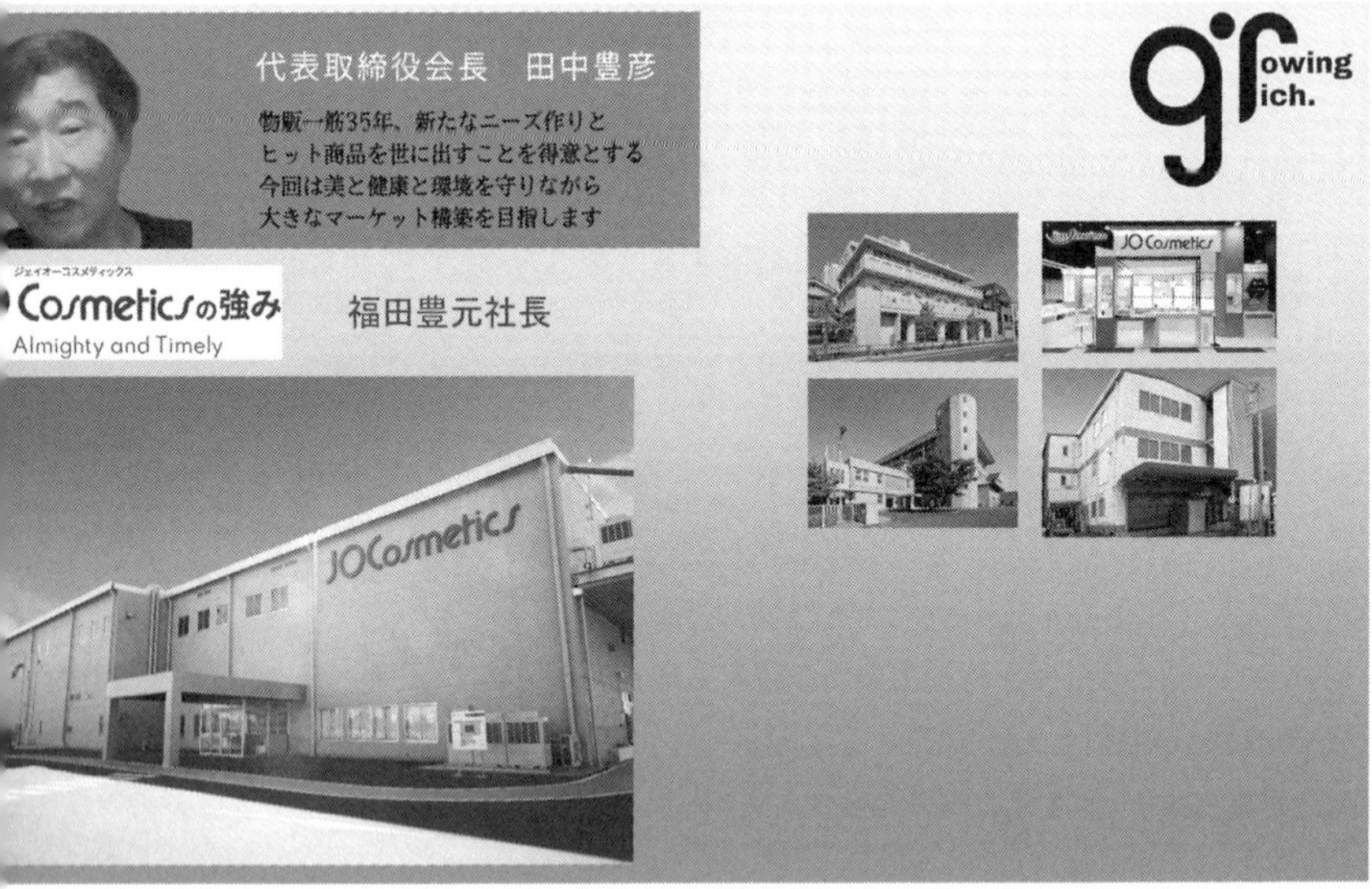
代表取締役会長　田中豊彦
物販一筋35年、新たなニーズ作りと
ヒット商品を世に出すことを得意とする
今回は美と健康と環境を守りながら
大きなマーケット構築を目指します
ジェイオーコスメティックス
Cosmeticsの強み
Almighty and Timely
福田豊元社長
JO Cosmetics
JO Cosmetics

（スライド72）

ぶりにおしっこが出たと言っていました。こういうことが実際に起きています。

（スライド72）

ジェイオーコスメティックスという年商150億円ぐらいの化粧品会社があります。田中さんも疑い深い人ですから、その会社のR&Dセンターという研究施設でGセラミクスの成分を調べてもらうことにしました。研究者でもある社長（当時）の福田さんにGセラミクスの説明をしたら、「おれ、実は肝臓がんなんだよ。そんなに田中君が言うなら飲んでみるわ」と言って飲んでみたら、肝臓がんがめちゃめちゃきれいになった。そこで調べてみたら、データどおり、成分はゼオライト

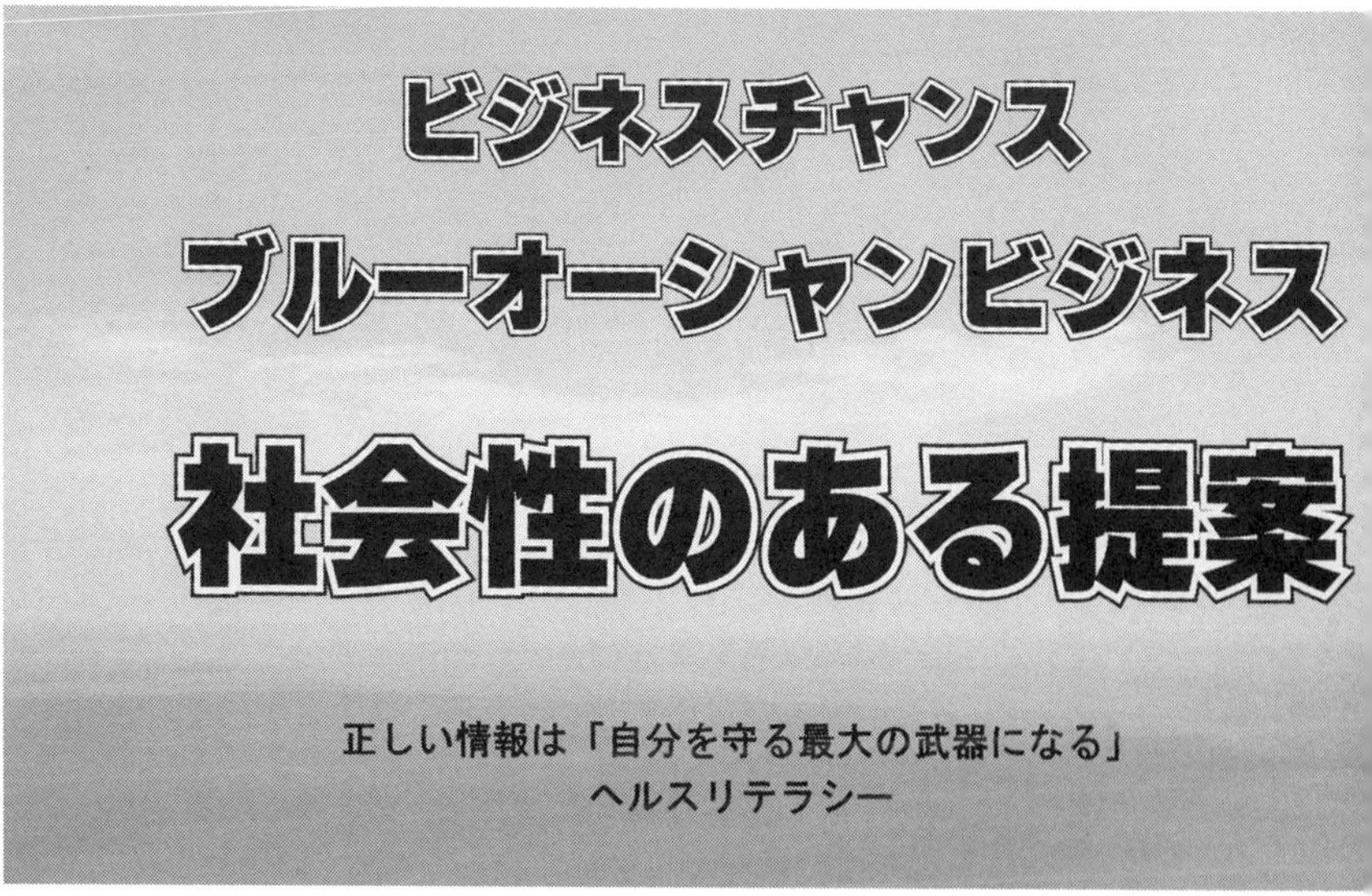
ビジネスチャンス
ブルーオーシャンビジネス
社会性のある提案
正しい情報は「自分を守る最大の武器になる」
ヘルスリテラシー

（スライド73）

と牡蠣殻と抗酸化剤。でも、抗酸化剤はあまり関係ない。ゼオライトの比率がわかったので、同じ分量、同じ比率にしてテストしても、大もとのGセラミクスみたいに全ては活性しないので諦めた。世界中ができないということです。だから独占できる。それを皆さんが知ることになりました。

（スライド73）

最後にまとめます。これは社会性のある提案だと思っています。20代の若い方で僕の説明会を聞きに来られる人もいます。僕の息子たちもそうですが、若い子たちは健康の話をしてもピンとこないから、経済活動、ビジネスのチャンスということをしっかり教えてあ

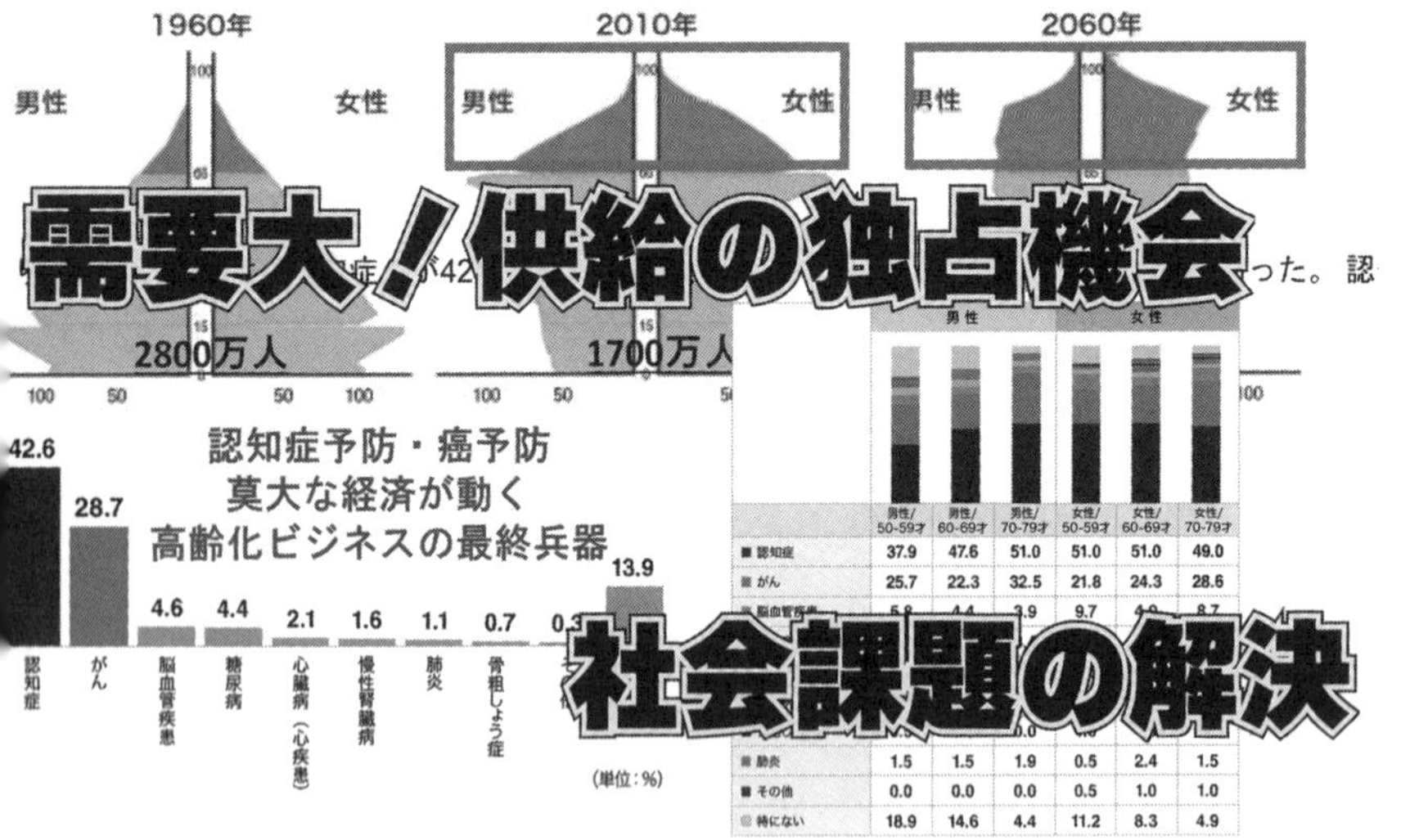

（スライド74）

げています。

（スライド74）

人口動態で未来が見えます。最も未来を予測できる指標が人口構成ピラミッドです。日本は原子爆弾を2発落とされた世界で初めての国です。焼け野原になって、そこから戦後復興して経済大国第2位までになった。60年代のピラミッドは完全に三角形です。日本が経済大国になれたのは、当時、子どもの人数が世界一だったからです。子どもの人数で20年間の教育産業の売り上げが全部出ます。幼稚園、小学校、高校の数、大学の数、携帯電話の販売台数、結婚式の数、不動産の販売戸数も出ます。60年代は、高齢者人口は戦死されている方が多いので少なく、モノを買って働いて納税する生産年齢人口がものすごく多かった。

それが今、崩れています。子どもの人数が少なくなって、教育産業も不動産も振るわず、税収も集まらない。だから消費税が上がります。僕はもうすぐ60歳で、赤の部分に入ります。退職して、福祉を利用したり、年金をもらいながら生活する世代です。国の負担額はものすごく大きいです。だから、税金を上げるしかない。生産年齢人口の比率も下がる。

人口動態で一番多い生産年齢人口の人たちの夢は何か。どこにおカネを落とすのか。みんな認知症とかがんになりたくないと思っています。それを治す薬がないから保険に入っている。国民全体の保険代は44兆円。しかも、掛け捨てです。皆さんは44兆円に加担しているのです。JA共済の年間売上げは6兆2000億円です。何もつくっていません。何も梱包していません。皆さんの家には何も届きません。実は、給付した残りでアメリカ国債を買っています。日本人には使っていません。日本の保険代は何に使われていますか。明治安田生命ビルとか、ものすごい数のビルが建っています。信じられないぐらいの家賃です。

だけど、コンドリは起死回生の一手です。電子は脳に入っていきます。今、病気で悩んでいる多くの人たちがその病気のことを隠してコンドリを飲み始めたら、よくなったケースがいっぱい出てきています。それを見た身内は自分も飲み始めます。飲むとまた語りたくなります。感じて動く。感動ですよ。最初の上がり坂はものすごくゆっくりですが、必ず二次曲線で上がっていきます。ほかではまねできないからです。

だから僕は、これを多くの人に教えたい。社会課題を解決したいのです。僕が認知症になったら、子どもたちは僕の介護で働けなくなります。若い人が働けなくなると国力が下がる。需要は大きいのに供給が少ない。これはビジネスのチャンスです。

僕の家では、コンドリのだしパウダーが限定だったんですけど買い占めまして、いろんな料理に使い始めています。うちの長女は、これをＹｏｕＴｕｂｅにアップすると言っています。ものすごくおいしいです。ブーストされた栄養素が体の中にどんどん行き渡っている感覚もあります。電子と水素イオンが御飯を食べているときにも出る。お茶を飲んでも出る。ものすごいと思います。これを広げる側にも回れます。そういう意味でも、ぜひお買い求めいただきたいと思います。
以上になります。どうもお疲れさまでした。ありがとうございます。（拍手）

第2部は、2024年1月7日に開催された
「セミナー講演会」の収録をまとめたものです。

第2部

これが生き延びるために超えなくてはならない問題点⁉ あなたならどうする⁉

第五章

ワクチンと産婦人科医が障害者をつくってきた!?

——ほんべ医師と細川医師へのインタビュー

坂の上　第1部では田中豊彦の人生とBOSSの人生、そして、Gセラミクスの開発秘話、どういう経緯で開発されて、どういう研究がなされてきたのか、熱の加え方や温度など、今のような水素イオンを発生するようになるまでにどれだけの研究をしてきたかというお話をさせていただきました。そして、グローイングリッチ社は田中滋豊君がネフローゼという難病で死んでしまったことから始まっていることもご理解いただけたかと思います。

では、第2部はガラッと変わりまして、2人の医師にご登場いただきます。名古屋からこのためにわざわざ駆けつけていただきました、本部千博（ほんべかずひろ）先生です。先生は岐阜大学の医学部をご卒業されてから、いろいろな研究、特に目の研究をなさっていて、今はご自身で統合クリニックを経営されております。きょうは、なぜ統合クリニックになったのかというところにも踏み込んでいきたいと思います。

そしてもう一人、細川博司先生です。細川先生はYouTubeでバンバン発信していますので、知っている人は知っていると思います。選挙にも立候補されています。

ほんべ先生のほんべクリニックは、眼科と内科、統合医療ということで、名古屋の駅前、徒歩1〜2分ぐらいのところにあります。福岡の細川先生の診療所にも既にコンドリが入っております。きょうは、今回のパンデミックやワクチンとは何だったのかということも含めて、ワクチン大量摂取後の日本が今どうなっているのか、医療現場がどうなっているのかということに切り込んでいきたいと思います。

ワクチン慎重派
良心と仁ある理念の医師たち（患者を治す医療をするクリニック）

★ほんべ院長　ほんべクリニック（眼科、内科、統合医療）（コンドリ購入ＯＫ）
https://honbe-clinic.jp　電話：052－561－3286（名古屋）
★細川院長　一番街総合診療所（コンドリ購入ＯＫ）
http://1bangai.jp　電話：0942－46－0177（福岡）
★小林医師　小林クリニック（内科・泌尿器科・在宅医療）（コンドリ購入ＯＫ）

https://kobe-kobayashiclinic.com　電話：078－846－5330（兵庫）

★藤原院長　フジハラレディースクリニック（産婦人科）（コンドリ購入OK）

電話：082－850－1815（広島）

https://fujihara-lc.jp/#

★白川太郎　医療カウンセリング

診療予約：http://naudoctor.com

FAX：03－6811－0421

ファックスの方は、お名前、お電話、ご住所、メールアドレス、症状をご記入ください。

ほんべ医師へのインタビュー

日本の子どもに世界一多い発達障害、脳障害のワクチン原因説!?
可能性は高いのです!?

坂の上　日本国民は9割以上がコロナのワクチンを打ってしまいました。今現在、日本の医療現場で何が起こっているのか教えていただけますか。

ほんべ千博　自分は、昔から医療がディープステートたちに支配されていることを理解していました。

坂の上　初めから言ってくれてありがとうございます。先生がそんなことを言うなんて。(笑)

ほんべ　武漢の話が出たときに、「ああ、やりやがったな」と思ったんです。

坂の上　先生、これは書籍になりますけど、そういうことを言って大丈夫ですか。

ほんべ　いいんじゃないですか。前もお話ししましたけど、ユースタス・マリンズさんは……。

坂の上　ユースタス・マリンズさんは私の家に泊まっていたんです。

ほんべ　自分は名古屋で実際に会ったことがあります。その当時から、現代医療がどうやってできたかというのは、ユースタス・マリンズさんの『医療殺戮』という本に詳しく書いてあるんです。自分はそういうことをずっと前から知っていました。今回の件も、実はビル・ゲイツとかは10年前から言っているし、キッシンジャーも「みんながワクチンを受け入れたら世界はおしまいだ」と10年前から言っています。

坂の上　今に始まったことではないですよね。

ほんべ　皆さん勉強不足というか、テレビばかり見ていると、ワクチンを打って当然だと思ってしまう。赤ちゃんのときに打ついわゆる普通のワクチンも、あまり打たなくていいのです。ところが、打たないと児童相談所に虐待だと言われます。

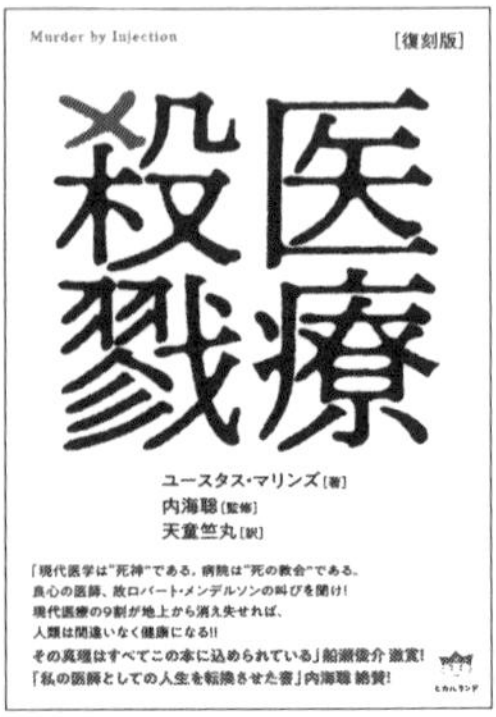
Murder by Injection
[復刻版]
医療殺戮
ユースタス・マリンズ[著]
内海聡[監修]
天童竺丸[訳]
「現代医学は"死神"である。病院は"死の教会"である。
良心の医師、故ロバート・メンデルソンの叫びを聞け!
現代医療の9割が地上から消え失せれば、
人類は間違いなく健康になる!!
その真理はすべてこの本に込められている」船瀬俊介 激賞!
「私の医師としての人生を転換させた書」内海聡 絶賛!
ヒカルランド

坂の上　今のお母さんたちは、それと闘うために大変なんです。

ほんべ　本当にひどい話です。日本は発達障害が世界一多い。脳障害の人もいっぱいいます。自分も障害者のデイケア施設の管理者になってくれと頼まれたことがあります。それまで町の中にそういう場所がどれぐらいあるのか意識していなかったのですが、実はデイケア施設は各町内に1～2軒はあって、初めて「エッ、こんなにあるのか」と思ったんです。

坂の上　地域の医療と提携していますからね。

ほんべ　医療はあまり関係ないです。要するに、知恵遅れとかいろんな障害の子を家で面倒を見るのは大変じゃないですか。だから昼間だけ預かる施設がたくさんできた。

坂の上　昔は知恵遅れの子はそんなにいませんでした。

ほんべ　全然いないです。統計を見ても、自分が子どものころは普通の教室に1人とか2人だったけど、今はすごくたくさんいる。特殊教育の施設も定員いっぱいです。

坂の上　発達障害とか知的障害の了どもたちが多くなった原因は何だと思います

か。

ほんべ　一つはワクチンだろうね。

坂の上　コロナワクチンだけではなく、母子手帳に書いてある全てのワクチンということですよね。

ほんべ　そうそう。アジュバントの中に水銀が入っていたり、いろんなものがいっぱい入っているからね。医学教育は洗脳がすごいのです。きのうも患者さんが来て、うちはビタミンC点滴をやっているんですけど、その人は普通の病院にもかかっているんです。

坂の上　先生の病院は普通の病院じゃないみたいじゃないですか。（笑）

ほんべ　その病院で、言わなくてもいいのに「別の病院でビタミンC点滴をやっているんです」と言ったら、医者が「そんなもの効くわけないじゃん」と言ったそうです。

坂の上　失礼ですよね。

ほんべ　その患者さんも、ちょっとちんぷんかんぷんな人で。

坂の上　「えー、やっぱりですか」とか言って。かわいそうに、ちゃんとしようと思ったら、患者からも周りの医師からもいろいろ言われて、やりにくいですね。

ほんべ　こういう話も聞きました。アメリカに10年ぐらい留学して日本に帰ってきたドクターに、日本のがん治療のことを聞かれて、抗がん剤とかいろんな薬のことを話したら、「そんなことやって治るわけないじゃないか」と言われたそうです。ところが、大抵の留学した先生は研究室で試験管ばかり振っていて、時期が来ると、じゃ、交代となる。うまくいくと論文を書いて博士になったりしますけど、そういう先生はアメリカで行われている一般的な医療のことを全く知らずに帰ってくる。アメリカに留学している人はたくさんいますが、日本に帰って教授の下で働くためには、よけいなことを言うとダメなんです。

坂の上　教授から嫌われて、さよならという感じになっちゃう。医学部は特にね。

ほんべ　医学部だけではなく、ほかのアカデミーもみんなそうです。教授の考えに沿ったことを言わないと次のステップはない。

坂の上　先生は、ディープステートやロスチャイルドなど、闇の勢力が医療と食を牛耳っていて、戦争と平和を自由に操りながら、世界中でドンパチやったり恐慌を起こしていること、彼らがマネーを刷って、マネーを握っていることもご存じですよね。それで医療の現場にいたら、つらいでしょう。

ほんべ　自分は昔、7年間、内科をやっていました。がんの患者さんも診ていましたけど、プロトコールといって、こういうがんにはこういう薬が効くという指針がある。あるとき、片足が象の足のようになった人が来ました。調べたら膵臓がんで、リンパ節が腫れて静脈が返らないからそんな足になったんです。主治医が抗がん剤を使ったら、1週間ぐらいで普通の足になった。でも、その1週間後に、またもとの象の足に戻った。お医者さんの発想は科学的でも何でもないんです。前回効いたから、もう一回やってみようとか、今度は量をちょっと多くしようと思うわけです。でも、その抗がん剤はもう二度と効かなくなりました。

坂の上　耐性がついてしまった。

ほんべ　その患者さんは1カ月以内に亡くなりました。結局、医者は教科書に書いてあることをやっていればオーケーなんです。

坂の上　それ以外のことは非難される。

ほんべ　がんセンターでも、放射線と抗がん剤と手術しかできない。がんセンターにずっと勤めていた人が、開業して高濃度のビタミンCの点滴をやっているという話は結構聞きます。本当はビタミンCで治したいのだけど、組織的な病院にいるとできない。医長に「これは手術だね」、「抗がん剤だね」、「オプジーボだね」と言われたら、「ああ、そうですね」と言うしかない。

坂の上　先生は私の講演にも来るぐらいですから、闇の勢力のこととか、彼らが何をしているかを知っているわけです。その立場で大学病院とか一般の医療をしているのは気持ち的につらかったんじゃないですか。

ほんべ　自分はいろんなところに顔を出して、いろんな勉強をしています。鍼の治療もやっていました。あちこち痛いと言っていた患者さんが「先生、鍼治療してください」と言うので、やってあげました。そうしたら、勤めていた病院の整形の先生が「おまえみたいなことをやっているやつは医者じゃない」と怒鳴り込んできました。

坂の上　医者が鍼をしたらダメなんですか。

ほんべ　「西洋医学で認められていないことをやるやつはダメだ」と言われて、結局、クビになりました。

坂の上　クビになって今の統合医療クリニックを始めた。白川（太郎）先生みたいですね。

ほんべ　例えば、高脂血症の薬なんかは、皆さん飲んでいたらごめんなさいだけど、日本には脂質栄養学会というのがあって、そこにはお医者さんはあまりいません。高脂血症の薬を飲め飲めと言うのは動脈硬化学会で、そこは医者ばかりです。脂質栄養学会の理事長が書いた文章がホームページで見られるのですが、「高脂血症（最近は「脂質代謝異常」という）は、コレステロールが低くなると、かえって死亡率が高くなる」と書いてあります。それは事実です。コレステロールは体のいろんなホルモンをつくる原材料だから、コレステロールが高くなっても実際には問題ない。その文章には、「我々がそういう結論に至ったのは、製薬メーカーから補助金も何ももらっていないからだ」とも書いてありました。

坂の上　何じゃ、それ。（笑）

ほんべ　ちゃんと書いてあるんだよ。

坂の上　正直ですね。論文までねじ曲げてしまうことが可能だと。

ほんべ　前に一度、自分も高血圧の薬の論文を書いてと言われたことがありました。例えば、坂の上さんが「うちの製薬会社は左前だから、社長をやってください」と言われたらどうしますか。売り上げを伸ばすしかないじゃないですか。

坂の上　そうですよね。まあ受けないでしょうし、私には言わないでしょうけれども。（笑）

ほんべ　そういう仕組みがあります。社長は頑張って売り上げを伸ばす。売り上げを伸ばすには、薬をたくさん売らなければいけない。

細川医師へのインタビュー

偽コロナ・ワクチン騒動で潤う悪の巣窟は英・米でなくこの日本中枢!?

坂の上　細川先生のご紹介をさせていただきます。細川先生はワクチンの即時停止で選挙に出たぐらいですから、バリバリのワクチン慎重派というか反対派で、かなり過激な先生でいらっしゃいます。今、ほんべ先生が名古屋の統合クリニックを開くに至った経緯を聞いておりました。西洋医学に書いていない鍼を治療に取り入れたらクビになって、それで自分でクリニックを開業したというお話でした。細川先生は、なぜ自分で診療所をやろうと思ったのかをお聞かせいただけますか。

細川　もともとは大分医大（現・大分大学）の2期生でございます。日本で初めて共通一次試験が行われました昭和54年入学です。医師歴37年目で、あと2〜3

年で40年目になるところです。1月17日で64歳になります。

坂の上　若いですよ。

細川　若いでしょう。細胞年齢をはかってみたところ、36歳ぐらいでした。

坂の上　先生はなぜ自分の診療所を開かれたのですか。

細川　診療所を開いたのは36歳のときで、現在開業28年目でございます。

坂の上　どういう経緯で開かれましたか。

細川　いよいよ私の出番だなと思いましてね。大分医大は1期校で、日本で初めて、自治医大の教授が昇格して、海老原昭夫という東京大学第二内科出身の循環器の先生が国立大学の医学部に臨床薬理学を開いて、そこに私が入局しました。その後、社会保険小倉記念病院で心臓カテーテルをやりまして、来る日も来る日も水道管の目詰まり工事のようなことを救急救命でやっていました。それが終わって帰ってきて、博士号を取りまして、36歳で開業しました。その前に3年半、母校の公衆衛生医学の助教をやりました。

今度のうそコロナ騒動は、今世紀最大の詐欺事件、薬害事件です。世界中でプランされてプロパガンダされた。当然、私の出番です。ワクチンの即時中止を訴えて、佐賀市長選、久留米市長選、そして半年前に福岡県議会議員選挙に出ています。３連敗しましたけれども。

医者ですから、もちろん臨床もやります。統合医療は400年前までは世界の標準でした。それが石油が出たために、ロックフェラー一族どもが銭ゲバをやった。病気をふやさないと儲からないので、社会に毒をまき散らしてマッチポンプをやってきた。最後は健康人にまでこれをやっている。それがワクチンです。

坂の上　薬には石油が入っていますからね。

細川　世界は今、これだけの犠牲を払った末に原点に戻りつつあります。既に世界中で1億人近い人がワクチンで死にました。ほかの国は2〜3回でやめておりますが、日本は7回目をやっています。実は、悪の巣窟は日本の天皇家です。明治維新からずっと悪の巣窟だったんです。

坂の上　今はレプリコンをつくって世界に売ろうとしています。

細川　日本はビル・ゲイツとアンソニー・ファウチに勲章をあげています。悪の巣窟は、アメリカでもイギリスでもスイスでもなく、日本なんです。

坂の上　パンデミック条約も、国連に「これをやったらいいよ」ということで、日本主導でやっているところがあると聞きました。きょうはパンデミック条約の話ではありませんが、もしあれが本当に成立してしまうと……。

細川　元日から行われていることもショック・ドクトリンです。毎日毎日、不安と恐怖をあおって、緊急事態条項がなかったら日本はダメだと言っている。某宗教団体と不自由非民主党が最後の悪あがきをやっているんです。日本は明治維新以来、朝鮮半島の李氏朝鮮王朝の両班らによる傀儡政権です。

坂の上　人種のことは、ちょっと……。書籍になりますので。

細川　人種じゃない。私はヘイトスピーチをやっているんじゃないよ。

坂の上　とにかく、今は医療現場が大変なことになっております。

細川　医者も8割は自分に打っています。私みたいに打っていないのは2割弱です。私は人にも自分にも打っていない。犯罪には手をかさなかった。3億円に手を出さなかった。医者はＰＣＲにせ検査とワクチンで平均3億円儲けています。これは3倍返しになるよ。損害賠償が着々と準備されています。世界は1年前に始まっていて、ファイザーもモデルナも全部敗訴です。世界の情勢を見てください。

坂の上　ワクチンを打ってきたクリニックは結構儲かっているんですね。

細川　１人の医師が平均３億円。勤務医が１００人いたら、３００億円が真水で入っています。

坂の上　それを拒否してきたところは１円も入っていないから、かわいそうですね。

細川　バカにつける薬はマスクとワクチン。この４年間で特効薬が見つかったんですよ。

坂の上　ワクチンを打ってから、免疫が下がって、がんになる人がふえたと言われております。今現在、日本の医療はどんな状況ですか。先生のところにも、がんの人がたくさん来ますよね。

細川　打ちたてほやほやの２週間で出るのが副反応（サイドリアクション）です。２週間を越して３カ月以内が早期の合併症。３カ月以上、そして１年以上が今の晩期、後期の後遺症です。リウマチを初め、膠原病、がん、クロイツフェルト・ヤコブ病など、いろいろ出ています。クロイツフェルト・ヤコブ病は、実質脳細胞がいきなり溶ける病気です。こういった病気になって、どんどん死んでいます。

去年の救急車の出動台数は例年の3倍です。ことしはそのまた3倍になる。救急救命隊も強制的に5回以上ワクチンを打たされましたから、恐らくローテーションが回りません。救急車自体も足りないし、人員も足りない。パイロットも足りません。欧米は1年前に航空事故が多発しました。日本は撃ち方始めと撃ち方終わりが遅かったから、1年数カ月遅れで来ています。見ていたらいい。私は徳川家康の心境です。「泣かぬなら　死ぬまで待とう　ほととぎす」。

坂の上　なるほど。おもしろいですね。

細川　嫌でもわかるでしょう。このプランデミックとプロパガンデミック。

出演されている先生は白川先生ですか。

坂の上　ほんべ先生です。

ほんべ　名古屋で「眼科、内科、統合医療、ほんべクリニック（眼科、内科）の院長の、ほんべでございます。

細川　ぜひよろしくお願いいたします。同志だと思います。

坂の上　はい、ほんべ先生もコロナでもワクチンを打たせないで、ワクチンから患者を救済してくださいました。ワクチンを打てば厚労省からおカネをもらえたのに、それをせず、おカネより人命を救うことを第一にされた貴重な医師であり、我々の同志です。

細川　もう勝負ありましたから。とめることは3年前からやっています。今は救うことに専念しています。

ワクチンSOSからゼオライト密輸入!?
そして今、究極ソリューション「Gセラミクス」へ

坂の上　私はもともと、医師たちと組んでエンジェルバンクのＮＡＵ医療部で「ワクチンＳＯＳ」をやっていて、ワクチンを強制的に、あるいは、打たないと勤務できない、留学できない、駐在できないという方々を打たせないようにしてきました。しかし、パンデミック条約後は、これができなくなるかもしれない。

もう一つ、こういう活動をしていると、既に打ってしまった方から助けてくれという訴えが結構あります。

それで、「ワクチンSOS」だけではなくて、どうしたらこの方々の体内に入った酸化グラフェンやチップを除去できるだろうかと考えて、初めはドイツ製の医薬品のゼオライトを輸入していました。密輸入なんですけれども。（笑）医薬品で高かったのですが、本当によく効きました。しかし、日本の厚生労働省の許可がない外国の医薬品は、医師であっても販売や処方はできないし、私どもも幾ら研究会を持っているからといって、サンプル以上のものは使えません。ところが、サンプルがどんどんふえてきて、「売ってるんじゃないか」と目をつけられてしまう。もしそれがバレたら、私も医師も逮捕されるかもしれなかったんです。でも、そういう危険を冒してでも何とかしたかった。

初めは、ワクチン後遺症の方やワクチンを打ってしまった方の解毒をしていました。日本の12人の医師たちが私に協力してくれました。ワクチンを打てば儲かるのに、それをわざわざ拒否して私のところに来てくださって、一緒にワクチンからの人命救助をしていた心ある医師たちがいます。おカネに目がくらまない、本当にすばらしい医師もいるんです。外国の医薬品を勝手に日本で売ったり処方したりすると医師免許が飛びますから、本当に命がけでした。「シンドラーズのリスト」のようなことをやっていたんです。

ゼオライトは少し扱いづらかったので、私は坂の上レシピもつくっていましたから食品にしようと考えました。今はコンドリで出ましたけれども、初めはこれを食品添加物として、あるいは家畜の餌としてドイツから輸入して、食品添加物のミネラルで出そうとしました。そして、同じように、それをだしとふりかけにしようとしたんです。どうせつくるならおいしいものをつくりたいと思って、鹿児島県の枕崎まで行って、鰹節屋を見て回りました。

私のおばあちゃんが関西の人で、おばあちゃんがつくってくれた味噌汁はめちゃくちゃおいしいのです。家でずっと使っていた鰹節は高木鰹節店というところから買っていると聞いて、伊丹の稲野神社の横の高木鰹節店にわざわざ電話して仕入れ元を聞いたら、何と2つとも鹿児島だったんです。それで鹿児島まで行って、鰹節屋を訪ねて製品化しようとしました。

「ドクターオーガニックNAUの食品、安心安全な食、商品、サービスのNAU MARKET：http://naumarket.com」

ドクターオーガニックＮＡＵ：ＮＡＵ ＭＡＲＫＥＴ

私は別にそういうことがしたかったわけではなくて、ＩＴ会社、ＥＣ、ＡＩ生成やＷＥＢ制作会社をやりながら、プラズマＡＩＡＳも売りながらだったので本当に大変でした。そうこうしているうちに、突然、ドイツ政府が日本にゼオライトを輸出しないと言い出しました。ワクチンを打て打てと言われていたころです。しようがないから、同じＥＵ内で法律が優しいオランダかリトアニアに持っていって、そこから日本に食品添加物として輸入しようと思いました。でも、私も超忙しいもので、なかなかそれにかかりきりになれなかったんです。

そんなときに、私の古くからのお友達のＢＯＳＳとユウコさんという方にＧセラミクスのコンドリのお話を聞いて、「あ、いいな。これで密輸しなくていいし、逮捕されなくても済む」と思い、うちには助けなければいけない患者さんたちがたくさんいますから、二つ返事で代理店になりました。エンジェルバンクがだしをつくって、ミネラルを添加物で入れる話はなくなりましたが、やっぱり誰かにやってほしかったので、Gセラミクスでやっていただけたのは本当にありがたいなと思っています。Gセラミクスは、名古屋のほんべ統合医療クリニックでも細川先生の一番街総合診療所でも扱っていて、処方もしています。

水素イオンの働きを使った眼の治療は驚くほど効果があった!?

坂の上　水素と医療についてのお話をします。国は一度、水素を医療に認めて導入したことがあります。慶應病院でものすごい効果が出たので結構力を入れていたのですけれども、ある日突然、許可されなくなったんです。

水素イオンはどのような働きがあるかを教えていただけますか。

ほんべ　今はメインに眼科をやっているのですが、血圧が高い人は眼底出血をよく起こします。静脈が詰まっちゃうんです。うちでも3例あって、そういう人は普通はレーザー治療をするし、一般的な眼科の先生は、そんなの当たり前だろうと言っています。だけど、自分が昔、50歳ぐらいの女性にレーザー治療をしたときに、きれいに治ったのですが、レーザー治療は患部を焼くので、その後、特に青い空を見ると点々と跡がつくわけです。

坂の上　青い空が点々になるんですね。

ほんべ　多くの眼科医は、「それはしようがないよね」で済ませてしまう。

坂の上　見えないよりはいいでしょうと。

ほんべ　放っておくと網膜剝離を起こしたり、最終的に硝子体の手術をしないといけなくなる。もっと放っておくと失明してしまうので、それよりはいいかなと。

自分のところに水素の機械を取り入れたときに、最初の患者さんが27歳ぐらいの太っちょの女の子で、眼底出血を起こしていた。その子はお母さんに「ちゃんと治しなさい」と言われていて、そのときはオゾン療法と水素をガンガンやっていました。

坂の上　先生は水素をもう取り入れていた。

ほんべ　そうしたら、レーザー治療なんか全然しなくても、きれいに治ったんです。

坂の上　見えなかったものが見えるようになった。

ほんべ　出血する前の状態まで戻った。これはすごいなと思って。

２人目は40代のサラリーマンで、「あなた、水素を吸いなさいよ」と言ったんですけど、その人は、こんなちっぽけな変なクリニックに行っているだけじゃダメだということで、保健衛生大学という大きな大学病院にも通っていました。最終的にはきれいに治ったんですけど、大学病院の眼科の先生に「あなたはたまたまそこの病院に行ってラッキーでしたね」と言われたそうです。レーザーをやっていたら、青空が点々になってしまいますからね。

坂の上　がん治療みたいなもので、目の治療も大体コースが決まっていますものね。

ほんべ　そのときに、よっぽど中央学会に発表しようと思ったんだけど、面倒くさいからやめた。

坂の上　いや、面倒くさくない。先生、学会に発表してくださいよ。

医学の現場はまるで現代医療真理教のごとし！

ほんべ　結局、今の医療は保険制度というのがあって……。

坂の上　あれは点数稼ぎになるからいけませんよね。

ほんべ　制度の中で薬を使いなさいとか、制度の中で検査しなさいとか、病名をつけたら、病名に合う検査、合う薬、合う治療法の3点セットでないと文句を言われる。自分はそういう検査は全然やらないし、水素を吸わせるだけです。水素は自費診療です。大学病院でも、保険に沿った治療法をやらないとダメだと言われる。以前の大学は結構自由だったから、別の治療や検査もしていたんだけど、だんだんと保険に則した治療とか薬でないと点数が通らなくなった。そうすると、一般の先生なんかも……。

坂の上　病名を決めたら、治療法も出す薬も検査も決まっている。それをやらないとダメだということですね。

ほんべ　やらないと保険がちゃんとおりない仕組みになっている。

坂の上　保険に関しては、細川先生も保険を停止されたりいろんな苦い経験をされています。そのあたりをお聞かせいただけますか。

細川　ちょうど20年前に、5年の保険医停止処分を受けて、15年前に復帰いたしました。でも、20年前もほとんど意味がなかったんですけどね。麻酔とか、心臓あるいは脳血管や循環器の救急救命医療には西洋医学は向いていますけど、それ以外はほとんど有害だと思っています。がんに至っては、この33年間、治癒率は完全に欧米に抜かれました。欧米は切る（手術）、焼く（放射線）、盛る（抗がん剤）をやめましたから、死亡者がぐんぐん減りました。がんで死んでいたのではなく、治療で死んでいたことが証明されたのです。日本はいまだにやっています。コロナの死亡率は0・2％ですが、ワクチンで大量に死んでいます。手口が同じなんです。

坂の上　白川太郎先生という元京大病院の先生がいらっしゃいます。

細川　水素の好きな人ですね。

坂の上　彼はまじめな教授です。オックスフォードでも京大でも研究熱心で、とにかく医者は治療をちゃんとしなければいけないということで腕を磨いていたのですが、抗がん剤はしたくなかった。

細川　抗がん剤とか問題外の外ですよ。5周遅れの議論をしないでください。

坂の上　白川先生はがん専門医だったのですが、抗がん剤をしたくない、薬もできるだけ使いたくないと言ったら、製薬メーカーからえらい怒られたんです。

細川　今は製薬メーカーがどんどん倒産しています。それで今回、ワクチンに手を出したわけでしょう。病人に飽き足らず、健康な人を対象にして、病気にさせておいて殺す。もう犯罪ですから。やくざな世界から足を洗って、本当によかったと思っています。

坂の上　何とか病院組みたいな。（笑）白川先生も、抗がん剤をあまりしたくないと言って京大をクビになりました。そういう意味では、かわいそうな先生なんです。

細川　大正解ですよ。

ほんべ　現代医療真理教ですね。（笑）

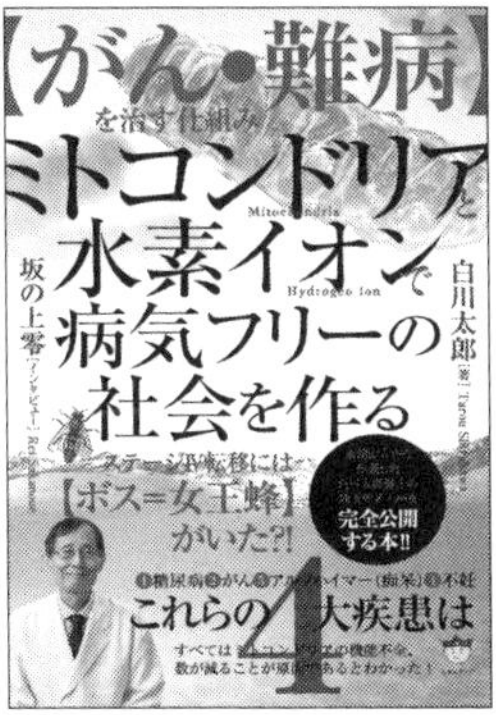

パンデミック条約施行後はワクチン義務化か？

坂の上　白川先生とほんべ先生と細川先生は共通点が大ありです。現代医療をどっぷり学んで、ちゃんとオペもやり、いろんなことをやってきた。しかし、ちょっとおかしいのではないかと気づき、本当の治療を頑張ってきた医者たちでありますます。しかしながら、本来の真の治療をしようとすると、大学病院とかからつまはじきにされてしまう。それで結局ドロップアウトして、自分でクリニックをやっている。それでもいろいろと圧力がかかったり、悪口を言われたりします。

ここにいる先生方は、医師としてワクチンを打たせない方向でアドバイスをするだけではなく、「ワクチンSOS」に協力していただいて、ワクチンを打ちたくない方を一人でも多く打たせないようにして、その方の命を救っておられます。ワクチンを打たなかったから会社を辞めなさいというのは、おかしな話です（ワクチンSOS【①ワクチン強制から命と人権を守りたい　②ワクチンを打ってしまい、解毒をしたい　③ワクチン後遺症の症状で苦しんでいる方の相談室】

細川　それは強要罪です。刑法223条。訴えられたら確実に有罪ですので、強要されたら録音を録っておいてください。

坂の上　社会全体がそういうことをしたわけですね。そして、パンデミック条約は日本主導でやっていると言われています。WHOの加盟国は、日本も入っていますけれども、もしパンデミックで緊急事態になったら、ワクチンを義務化されてしまいます。皆さんは「アンネの日記」のように闇に隠れて生きることになる。おどすわけではないですが、その日が迫っていることは事実です。だからといって国連を脱退するわけにもいかないし、なかなか厳しいところです。

細川　脱退すべきだと思います。

坂の上　私も脱退すべきと思いますよ。

細川　それしかないと思います。でも、政府がやることですので。日本政府は売国反日、朝鮮政府です。日本人が在日外国人に支配されて157年目ですけど、前半は78年間、後半は78年間。

坂の上　特定の人種の名前は、ちょっと。

細川　坂の上さん、もし強要されても、そんなことが起こったとしても、私たち

99%の国民は権力を持っていないんですから。甘んじて、やってみなさいよ。収容所でも何でも行きますわ。99%の国民を収容できるだけの数の収容所がありますか。

坂の上　FEMAみたいにいっぱいつくって、どんどんぶち殺していくかもしれない。

細川　そんなものは心配しなくていい。「打ちません」と言って拒否すればいいんです。

坂の上　いよいよ「ワクチンSOS」が本当に必要になってきます。しかし、これは命がけです。でも、まあいいか。いつか死ぬのだから、美しいうちに死ねたほうがいい。はっきり言って、私はこの人間の世界に絶望しているんです。こんなことをあまり言ってはいけないけど、人間のやることは上から下までろくでもないじゃないですか。

細川　そんなことないですよ。支配層のやっていることが人でなしなだけであって。でも、それについていく9割方のアンポンタンは処理されるしかない。ヨイヨイになって生きていきなさい。それこそ自費診療です。保険適用はありません。

保険では治りませんから。

ほんべ　支配層は人間じゃない。

坂の上　人間じゃないですよね。

細川　人でなし。

坂の上　はっきり言っていただいて、ありがとうございます。

産婦人科医が障害者を生産してきた!? 利権構造が医療をダメにする!?

坂の上　これから日本で何が起きるか、世界で何が起きるかをそれぞれに語ってもらいながら、どのように対策できるのかというところで議論したいと思います。

ほんべ先生、冒頭にも聞いたのですが、もうちょっと詳しく教えていただきたいのは、今の日本の医療で何が起きているのか。例えば、ワクチンを打った後にターボがんになる人がふえています。こういう方々にはどういう医療をしているのですか。免疫が落ちてきたことによって、エイズとかいろいろなものを発症していますよね。

ほんべ　現代医学は、風邪がはやったときに「免疫力を上げましょう」と誰も言わなかった。

坂の上　「薬を飲みましょう」とか「ワクチンを打ちましょう」ですよね。

ほんべ　免疫力を日ごろから上げておくというのは根本的な話です。でも、誰も言っていなかった。あれはひどいなと思いました。

坂の上　ちゃんとした無農薬の食事をとれば、免疫力は上がります。そして、適度な運動、体を温める、ビタミンCをとるなど、できることをちゃんとやればいい。でも、それを言わないで、「まずはワクチンを」という形です。

細川先生は、以前は発達障害を問題視されてやっていらっしゃいましたよね。

細川　発達障害の原因は、ワクチンが1〜2割ありますが、ほとんどが産科医による医原病です。30年前、周産期の生まれたての1〜2週間に、完全母乳育児、カンガルー抱っこケアというのをやったんです。私は大分医大出身で、久留米大学のアンポンタンとは縁もゆかりもありませんが、久留米大学が旗を振った。これは厳然たる事実です。今、30歳前後の方に発達障害が非常に多い。10年ぐらい前から反省時期に入りました。産科医の約半分がこれをやめて、従来の出産方法、分娩方法、育児方法に変えたら、発達障害がガクッと減った。

一時期、小児麻痺の人が多かったのは、産科医が不潔な手袋を使い回していたからです。それをやめたら、ピタッとなくなった。今、小児麻痺は70歳前後以上の方しかいません。毎日毎日、産婦人科医が障害者を生産してきた。これを隠すために、ワクチンとか添加物、保存料に転化したんです。もちろん、それも大きな原因ですけどね。

文科省がいろいろな予算をつけて、発達障害児の学校をたくさんつくりました。これも文科省予算の税金中抜き、横流し。バカバカしいでしょう。一方でどんどん出血しているのに、一方で輸血しても意味がない。根本的な原因を政治的にピシャッと抑えないといけない。「やめなさい」と言うべきです。

坂の上　先生はそれをピタッと抑えようと思って、参議院議員になって国会に行こうとされたんですよね。

細川　私は国政選挙には一回も出ていません。佐賀市長選挙のときに佐賀市役所内で約4時間半の記者会見をしたときに、公約の一つに、発達障害の原因について、その対策についての政策をぶち上げました。

坂の上　発達障害の原因の多くがワクチンだということで、即時、やめなさいと。

細川　ワクチンは1～2割。９割方は産科医がつくっている。

ほんべ　産婦人科医の処置です。

細川　生まれたばかり赤ん坊は、低血糖と低酸素で、ものすごい低体温になります。分娩室は夏でも冬でも22～23度にしているでしょう。子宮の中の温度は39度とか40度なのに、それがいきなり14度もドーンと落ちるので、シャーッとシバリングします。赤ん坊が目をつぶってブルブル震えているのは寒いからです。世界の常識です。

坂の上　あれは細い産道を通ってきて、苦しかったーとやっているのかと思ったら、違うんですか。

細川　違います。戦前のお産婆さんたちがやっていた１００年前のお産を見てごらん。畑で産んでいたの。それでも元気な子どもが育ったでしょう。１００年前は8割が農家だったんだから。とにかく産婦人科というものができて、西洋にかぶれたためにこんなことになった。少子化対策といって、少子化を促進する対策をやってきたわけです。

ほんべ　結局、医療はすごい利権の世界なの。昔は、ほとんどの人が産婆さんを呼んで家で出産していた。

細川　自宅分娩がほとんどでしたよね。

ほんべ　病院で生まれた人は、ほとんどいない。今でも助産師はいるけど、結局、利権だから、「助産師に俺たちの仕事を回すものか」という世界がある。

細川　そのとおり。それと、顧問医、嘱託医をつけなさいと言われる。助産院が産婦人科専門医を雇うと、月30万円の手当が必要です。少子化でぎりぎりの経営でやっているのに、月30万円よけいにとられたらやっていけないじゃないですか。それは政策的な誘導だったんです。

坂の上　やっていけないようにさせている。

細川　利権構造です。

ほんべ　みんなそうだ。ちょっと話が違うけど、学校医は、地域の開業医の小児科か内科の先生、それから、歯医者さんと目医者さんがやっています。目医者さんは、患者さんが少なくなると、結膜炎になったとか異常をたくさん書くわけです。自分は今、眼科をやっているけど、学区によって、めがねの子がやたらに多いところがある。わかるでしょう。

坂の上　どういう医者がそこにいたかによって変わってくる。（笑）

ほんべ　本当にやめてほしいと思います。自分も、それぞれの学校で、視力を回復するにはこういうふうにしたらいいよと言いたくても、学校医が利権を守っているから入れない。

坂の上　学校医がめがねをかけさせる。でも、ほんべ先生に言わせれば、眼鏡をかけたら、もっと視力が悪くなる。

ほんべ　悪くなるでしょう。

細川　そのとおり。過保護にしたらダメですよ。

ほんべ　よくよく考えると、日本はそういう支配体制をうまくつくっています。医療においては医師会と保健所です。教育は、別に教育委員会なんかなくてもいいのに、教育委員会をつくって支配する。やり方がうまいですよね。

坂の上　悪知恵が働きますね。アジアの先進国ではない国々で商売をしようとすると、認可とかライセンスを取るときに、役人が10万ちょうだいとか20万ちょうだいとか言うけれども、かわいいものですね。

細川　そっちのほうがよっぽどかわいいですよ。日本は国家ぐるみでやっているんだから。

坂の上　日本の場合は、行政法人とか財団法人とかいろいろつくって、そこを介して天下りでドーンと予算を入れてきて、合法的にもっと略奪する。この構造は変わらないでしょうね。日本はある意味、腐り切っているから。

細川　崩れて自然消滅するのを待つしかない。手も足も出ない。

坂の上　でも、それだと時間がかかるので、みんなでインドに行こうかと思っています。

細川　どこへ行っても同じ。逃げ場なし。

坂の上　インドも腐っていると言えば腐っています。

細川　世界の支配層がやっていることですから。

いかにして「自立と共生」のコミュニティをつくるか

坂の上　こういった状況でございますので、これからは明るく楽しく生きたいけれども、我々が越えなければならない壁はとても高い。だから、わかっている人同士が助け合って生きていくしかない。そういう意味では、私がやっていたNAUヴィレッジは一つの答えです。自分たちの共通マネーをつくって、物々交換をして、フリーエネルギーでエネルギーを供給して、日本古来の在来種、固定種だけで、水と食料を無農薬、無化学肥料、除草剤をまかない完全な無農薬農業で、自給自足する生き方。持続可能な社会モデルをつくり、独自の電子マネー、NAUポイントで物々交換しながら、国に頼らず生きていくのは正しい考え方ではあります。

しかし、先生もご存じのとおり、事業家とか専門家の方々とかが来て、よしやろうという感じだったらよかったんですけど、そうじゃないとなかなかうまくいかない。だから、「自立と共生」なんです。経済的に自立していない人が来てしまうと、自立した人におんぶに抱っこに肩車になって、やがてその人を攻撃するようになります。だから今は無理だと思います。乗っとりが目的のホームレスに近い人たちが約2名来て、業務妨害しながら、居座り続け、こちらは損失を受けていましたが、どうしても帰らなくて大変な目に遭いました。

細川　一般のホームレスの人はワクチンを打っていませんから、生き残りますよ。

坂の上　長生きして居座られたら困りますね。(笑)

細川　一番健康的です。

坂の上　私のビジネスパートナーは頭がよくて、「零さん、もっと賢くいかなきゃいけないよ。出ていってくれと言っても出ていかないよ。行くところもないし」と言って、彼はガスも電気もネットも水道も全部とめたんです。それで暮らせなくなって、「これ以上いたら家賃を取るよ。ここも一旦、閉鎖します」と言って、出ていかせるために、「出て行って」と言わずに、うまいこと追い出しました。だから今は、残念ですけど閉鎖しています。

本題に戻ります。細川先生も市長選の政策で、そういったコミュニティをやっていこうとされたんですよね。

細川　そうなんですよ。本当に応援ありがとうございました。ちょうど2年半前が佐賀市長選、その3～4カ月後が地元の福岡県久留米市長選、そこから1年3カ月後が4月の福岡県議選だったんです。あれから半年たちましたけれども、初心を貫きたいなと思っています。

坂の上　まだやるんですか。

細川　実は、最初は八女市に行く準備をしていたのに、産婦人科医の○○先生に県と佐賀市長をやれと言われたんです。

坂の上　名前は言わなくていいと思いますけど。(笑)

細川　その人の口車に乗って、その気になって県をまたいで行ってしまった。次は原点に戻って、ことしの11月に八女市に出ます。戦わずして勝ちますから。

坂の上　立候補者は先生だけですか。

細川　だけにする。

坂の上　どうやって？

細川　そうしたら絶対勝つから。期待していてください。まじめに話しているんですよ。原点に戻るんです。八女市はお茶の産地で、面積は福岡県で一番広い。

福岡市より広いんです。

日本酒の5―ALAとたばこのニコチン、これを日本人から遠ざけたのはまさに政治的な罠だった!?

坂の上　今、八女市の酒造メーカーがインドに進出しています。

細川　そうなんです。よくご存じで。

坂の上　お酒を売るとなると、財務省管轄だから税金が結構高いのです。

細川　八女市は水がすごくいいところです。

坂の上　インドでお酒をつくるのだそうです。水と米をどうするのかなと思っているんだけど。

細川　水だけは日本から持っていくそうです。

坂の上　でも、タンカーで水を運ぶのも大変です。

細川　日本酒はアルコール分が15%で、85%は水です。日本酒の味は、水と米と人の技と微生物との共生です。それがインドで根づくかどうか楽しみです。工夫してきっとやりのけると思います。

坂の上　だけど、日本の酒まで日本を出るのかと思うと少し複雑です。トヨタさんは全部の部品の子会社をインドに持っていってしまった。

細川　今、私が吸っているロングピースというたばこはニコチン酸が多いのですが、5－ALA（5－AminoLevulinic Acid）とニコチン酸（Nicotinic Acid）の2つがワクチンの後遺症を未然に防ぎます。だから日本政府は、禁煙、日本酒離れ、清酒離れをこの30～40年にやったのです。そして、とどめがワクチンです。

坂の上　日本酒はものすごく健康によくて、特に、微生物の関係で、がんにもいい。

細川　酒造メーカーが40年前に悪いことをしちゃったの。売れるものだから、醸造用アルコールを入れちゃえ、入れちゃえと。そしてみんな悪酔いして、肝臓を破ったわけです。それで「日本酒はいけませんな」と言い出して焼酎文化になった。

ほんべ先生、清酒はお嫌いですか。

ほんべ　飲みますよ。

細川　僕、熱燗が大好物なんですけど、お酒が苦手な人は熱燗にしてアルコールを飛ばせばいい。ちんちんの熱燗で差しつ差されつすると、害は相当減りまして、いいものだけが残ります。

坂の上　ここでグローイングリッチ社の会長の田中さんにご登場いただきます。
細川先生の診療所でもほんべ先生のクリニックでも、コンドリを扱って処方していただいています。第1部では、どんな思いでつくったかということで、無病化を目指してつくった、そして、息子さんがネフローゼという難病で小学校2年のときに死んでしまったというお話がありました。そこから、ネフローゼの子どもたちや病に苦しむ子どもたちを助けたいという思いで、助けられる可能性が大いにあるGセラミクスという成分を「コンドリ」という商品にして販売されています（http://kondori3.com）。
会長からも医療現場におけるコンドリについてお話しください。

田中　初めまして。田中と申します。

細川　細川です。よろしくお願いいたします。

田中　きょう初めて先生のお話を聞かせていただいたんですけど、一発でほれました。どこにほれたかといいますと、画面に映ったのを見ていたら、途中でたばこをスパーとやっていた。

坂の上　あくびしたりね。(笑)

細川　わざとやっているんです。

田中　実は僕もヘビースモーカーなんです。たばこが大好きで、やめるつもりもないのですけど、みんなの前では控えてしまう部分もありました。

細川　ダメです。堂々と吸わないと。

田中　この状況の中で、スパーといった先生に一発でほれました。

先ほど5－ALAの話がありましたが、その辺を教えていただけますか。

細川　5－ALAは40～50年前から着目されていますが、今度のワクチンの晩期後遺症に非常によく効きます。これをサプリでやるというよりも、先ほど言いましたように、米と微生物と水、つまり清酒がいい。アルコールが苦手な方は、60度近くのちんちんの熱燗にすればアルコールが飛びます。そのようにして、夫婦、きょうだい、親子で差しつ差されつすれば、人と人とをつなぐコミュニケーションにもなります。

田中　たばこもいいのですか。

細川　ニコチン酸もいいですね。禁煙と日本酒離れをさせたのは、政治的、計画的な犯行です。昭和30年に戻りましょう。食生活も、働き方も遊び方も、東京タワーが建築中のころをイメージしてもらえば、きっと体は元どおりになると思います。

坂の上　「ALWAYS　三丁目の夕日」のころですね。

細川　それにこのコンドリが拍車をかけていただきたい。頑張ってください。会長。

ここまで地球が汚染され、体も汚染されて、ひどすぎる!?
だから新たな流通網をつくる!?

田中　僕の息子は1歳から1歳半のときに予防接種をたくさん打っています。発病したのは、その後です。でも、僕は医学に関して何もわからなかったし、頭も悪いほうだったので、予防接種のことは全く疑っていなかった。息子が急に小児ネフローゼを発病したと思っていたんです。それからずっと、ウイルスがはやる冬の時期に発病したら、ちょっと入院して、ステロイドを打って治って帰ってくるというのを繰り返しながら、ふだんはいたって健康に過ごしていました。

それが今から8年半前、息子が8歳半のときに水疱瘡になってしまったんです。水疱瘡は、白血病の子もそうですけど、ネフローゼの子にとっても最悪です。急変して、5日間、集中治療室に入って亡くなってしまいました。それで僕は全国いろいろなところへ行き、医療や食べ物について勉強しました。そして、ここまで地球が汚染され、体も汚染されていることを知って、これはひどいじゃないかと思ったんです。

そこで出会ったのが、コンドリの成分、Gセラミクスです。たまたまネフローゼの子どもがこれを飲んでいて発病していないという話を聞いたのが、きっかけになりました。うちの息子は「将来の夢は地球の平和を守りたい」という言葉を残したので、僕はずっとビジネス畑で政治力の世界で戦ってきたのですけど、これから先はみんなの笑顔と平和の世界をつくらなければいけないなと思ったのです。

医学や病院の世界に政治力があるように、マーケットも政治力の世界です。あの世界は、もともとはテレビで、芸能だったり広告代理店が牛耳っていて、そこと連携するチェーン店や小売店たちが儲かるような仕組みになっています。全てカネの原理で、いいものは流通させられないのです。

今回は皆さん方のお力をかりながら、独自に代理店網をつくりたいと思っていますす。これからはネットの世界になります。アフィリエイトと、5月に向けてLINEプロモーションでLINEでの展開をうまく合体させて、流通を新たにつくりながら真実をしっかりと広めるために頑張りますので、細川先生のように勢いのある先生とコラボさせていただきたいです。八女市の選挙に出るときは、ぜひ応援に行かせてください。

細川　僕も頑張りますので、みんなで頑張りましょう。

田中　うちの父がもともと柳川なんです。

細川　近いですね。久留米からすぐのところです。

田中　そんな形で、ぜひ今後ともよろしくお願いします。

細川　こちらこそ。ありがとうございます。

坂の上　12日に博多に行くんですよね。もし時間があれば。

細川　ほんべ先生は名古屋ですか。

ほんべ　名古屋です。

坂の上　クリニックが名古屋駅の真ん前にドーンとあります。

田中　名駅（めいえき）ですもんね。

コンドリで解毒を急ぐ

坂の上　コンドリは世界を平和にしたいという願いを込めてつくられた製品です。単に普通のサプリメントではありません。そして、BOSSのストーリー、田中会長のストーリー、そして坂の上のストーリー、それが集結して、これから無病化や、ワクチン被害者、今まで重病で苦しんでおられた方々の何がしかのサポートができないかということで、これを日本や世界に、インドも含めて展開していきます。特に、日本の子どもたちは70%以上がワクチンを打ってしまっています。

学校でも打たされるので、そこは「ワクチンSOS」が頑張らなければいけません。そして、打ってしまった子の解毒を早くしないといけない。

細川　発症する前にとめましょう。田中会長。発症してからだと手間取りますから。

坂の上　だしもできたので、それで味噌汁をつくったり御飯を炊くこともできます。今までは60錠4万8000円で高かったのですが、今回はかなり安くなっています。300錠ですから何倍もあります。インターネット会員になると、さらに割引が適用されます。

九州であれば、福岡、久留米の細川先生がやっていらっしゃる一番街総合診療所で処方してもらえますし、買うこともできます。中部地方でしたら、名古屋駅のすぐ前、名駅のほんべ統合医療クリニックと眼科でも取り扱ってございます。ヒカルランドでも販売していますし、ネットからでも買えます。インターネット会員になれば定期購入もできますし、定期購入なら50％も安くなります。

人間は死んでも肉体を脱いだだけで、魂が死んだわけではないとするならば、滋豊君もきっと今、私たちの活動を見てくれていると思います。滋豊君は小さいのにすばらしい子だったそうです。彼がハッピーになるようなやり方で、マーケティングをして多くの人の命を助けていきたい。現代医療では治らなくて困っている方々のサポートをさせていただきたいのです。

細川　田中さんの眉間のところ、お胸のところに息子さんが見えますよ。生きています。乗り移っています。頑張りましょう。

田中　はい。

坂の上　細川先生は、そういうのが見えるのですか。

細川　いやいや、私の直感ですよ。

坂の上　何だ、山勘じゃないか。（笑）

今、世の中は大変な時代で、これからもっと大変になります。特に、経済、金融がボロボロになってきますけれども、皆さん、我々は生き残っていきましょう。今は食からも水からも空気からも、そして携帯の電磁波からも、あらゆるところから毒とか強力なプラス電気が体内に入ってきます。そして、それが蓄積すると病気になってしまう。

細川　抜かなければ。パーシングしなければダメです。どんどん出さないと。

坂の上　定期的に裸足で大地を歩くとか、畑に入ってちょっと農業をするとか、あとは、安くはないですけれども、毎日の食をドクターオーガニックNAUのような無農薬、無化学肥料、除草剤もまかないものにする。Gセラミクスのだしも出ましたので、それで味噌汁をつくるのもいいですね。300錠のカプセルが基本で、それが一番コスパがいいかなと思いますが、持ち運びができていいと思います。

最後に、ほんべ先生と細川先生にはランディングページをエンジェルバンクが無料でつくらせていただきます。今、私は超忙しいですが、頑張って最後の仕上げをやっております。薬事法オーケーの形で、一般のインターネットからは見えない、ログインして入るページでステルス用の会員制サイトをつくっています。でも、そのために借りた特殊なSQLサーバーが高くて、大がかりだから月に100万円とかかってしまう。だから大手と組まないといけない。大手の仕事をとって、うちのもちょこっと入れるという形でやっているところでございます。

細川　1兆円産業になりますから、100万円ぐらい屁みたいなものです。(笑)

坂の上　そうなんですけれども、今、私は結構いろんな人に払わなければいけなくて大変で。

細川　今がお互いに一番きついときですけど、頑張りましょうよ。

坂の上　今まで耐え忍んで頑張ってやってきた、ほんべ先生や細川先生みたいな方々がこれからは主役になる時代が来ます。いつまでも闇は続かないと私は思います。今はＡＩが登場して、時代がガラッと変わっています。

細川　滋豊君が生きていたら、もうじき18歳になるんでしょう。選挙権を得る年齢です。息子さんがあなたの中にいると思って、息子さんの分まで頑張ってください。全力で応援します。

田中　ありがとうございます。

細川　こちらこそありがとうございました。

坂の上　いい先生でしょう。細川先生も、白川先生も、ほんべ先生も、皆さん心ある医師たちです。おカネではなく、ちゃんと人助けで、人を治療するために医療をしてきた。ワクチンを打てば儲かったのに、それを拒否したヒーローのような先生もいるんです。こういった方々に、これからはコンドリで、あまり下衆（げす）なことも言えませんけれども、いい思いをしてもらいたいですね。

若者たちよ、未曾有の混乱期をサバイバルし、成功する秘訣

坂の上　今の日本の若者たちは、もちろんいい子もいっぱいいますけれども、すぐに会社をやめてしまったり、すぐに「心が折れました」とか「うつ病です」とか言って、休んだり、熱意と成果が伴わず、給料を払う価値がなくなって来ています。人間の質が落ちたからですね。企業が雇うリスクが大きくなっています。昔のように、雇ってもちゃんと使える子が少なくて、家庭でちゃんと育っていないから、企業が教育しなければいけない。

そういった中で今、日本の若者たちは世界で一番自殺しています。それは日本の未来に希望が持てないからだと思います。日本の若者たちに、この書籍を届けたいです。どん底からはい上がった人たちがいる。そして、本気になれば何でもできるということを伝えていきたいです。

若者たちに伝えたい！　デジタル奴隷にならず、心ある人間であることを選んでほしいのです！

坂の上　では、日本を担うこれからの若者たちに伝えたいことを、お一人お一人言っていただきましょう。

田中　すごく難しいですね。今は夢も持ちづらくなっているし、そういう状況の中で、「夢を持て」とか「チャレンジしろ」と言うのはどうなのかなと思います。メッセージといっても思い浮かばないです。

細川　私も思い浮かびません。

坂の上　そんなことを言ったら希望がないじゃないですか。（笑）

田中　我々がある程度環境を整えてあげなければいけないし、政治も変わらなければいけない。そういう状況があればチャレンジできるところもあるけど、どうしたらいいかというのは瞬間的には思い浮かばなかったです。

坂の上　今から時代がガラッと変わるから、ビジネス的に見たら大チャンスです。

時代の変わり目に勝機ありで、侍がいなくなって近代化したら、鉄道とかいろんなものができて、働き方も一気に変わった。昔は洗濯板で洗濯していたのが、洗濯機ができて誰も洗濯板を使わなくなった。馬に乗っていたのが、今は車があるから誰も馬を買わなくなった。人間は便利なほうに行くと後戻りできません。

便利になりすぎて失ったものもあります。これから間違いなく、嫌でもIT、WEB、AIの時代になっていきます。政府もAIになるかもしれない。いい面もありますが、人間がデジタル管理される時代でもあります。こういうときこそ、真実は何なのかを見抜く力が必要です。IT会社の人間が言うのも変ですけれども、デジタル奴隷にならないで、生身の心のある人間であることを選ぶ。それがどういうことなのかを最後に議論したいと思います。

田中　細川先生、どうなんですかね。難しいですよね。

細川　とにかくAIを使いこなせる人になりましょう。AIに使われてはいけません。AIはあくまでも道具ですから、道具に振り回されてはいけない。それを若者に申し上げたいです。依存してはいけません。

坂の上　それと、自分で経済を生み出せるように、独自のビジネスなり技術なり何がしかを持ちましょう。
　ほんべ先生、若者たちへのメッセージはございますか。

ほんべ　きょうここへ来るときに地下鉄に乗っていると、親子連れが乗ってきて、親は2歳ぐらいの子どもにスマホをずっと見せていた。結局、大人ももうちょっと賢くならないとダメだよね。まず、テレビは見るな。今はＹｏｕＴｕｂｅとかでニュースはいっぱい見られるから、わざわざテレビで「早くニュースの時間にならないかな」と待っていなくていいのです。テレビはろくなニュースをやっていないし、ウソばかり流している。
　例えば、ＨＡＡＲＰという気象兵器を京大が信楽でやっています。台風をあっちにやったり、こっちにやったり、ときにはダブルで来させたり。ケムトレイルもやっていますしね。だから、そういう組織に入っても、ダメなものはダメとちゃんと言えるような人間になってほしいと思います。

坂の上　日本は、それが言えないような画一的な教育をしています。

ほんべ　学校は行かなくてもいいと思う。

細川　奴隷学校は早くやめたほうがいい。

坂の上　学校がロボット製造工場みたいになっていますよね。

細川　明治維新から、ずっと軍隊教育なんです。

坂の上　私も、本来の日本社会に戻ろう、本来の日本人の美しさを取り戻そう、気骨を取り戻そうと思っているし、そういうふうに言っています。しかし、取り戻そうにも、若者は本来の美しかった日本を知りません。周りにいる大人が疲れすぎていて、魅力的な大人、格好いい大人がいない。みんな目先のおカネことばかりで、ショボいんです。

先ほどトップの人だけがやっていると言いました。しかし、今の日本の多くの人たちは、給料をもらえるなら喜んでその企業に入ります。逆に奴隷になりたい症候群で、自由になりたいわけではないのです。

細川　おカネの奴隷になっているんです。税金はおカネでしか納められないシステムですからね。江戸時代はそうじゃなかったんですよ。米本位制で、金融も、大阪の堂島、名古屋に先物取引があった。京都には御所があって貴族文化があり、江戸には政治の中枢がありました。三位一体でやっていたんです。それも世界一です。３００年近く続いた江戸時代は、侵略もしていないし、されてもいない。

それに戻らなければいけない。江戸時代の寺子屋の初等教育があったから、戦前まではその連中が日本を引っ張ったわけです。必要なことはたたき込まれて、体の中にしみ込んでいますから。それが完璧になくなったのが、きょうこのごろです。江戸は遠くになりにけりです。

でも、大阪には融合文化があります。平安の貴族文化が京都で、江戸はもちろん武家文化、北陸の金沢も武家文化です。フォッサマグナもある。それが融合しているわけです。名古屋は中京です。これが大事です。ほんべ先生がクリニックを開かれている名古屋は幸せだと思います。東西南北のものがずっと融合していますから。頑張ってください、ほんべ先生。僕も負けずに頑張りますので。

コンドリが効かない人、がんがよくならない人は、腸と関係あり!? 病気にならない体づくりへの挑戦は続く!!

坂の上　最後に、田中会長に語っていただきます。コンドリが実現できる未来は、どういう未来を思い描いていらっしゃいますか。

田中　基本は病気にならない体づくりです。今の処方というか組み合わせで全てを治せるかというと、それはムリだと思います。ただ、わかってきていることも結構あります。実は、コンドリが効く人もいれば、効かない人もいます。がんがよくなる人もいれば、よくならない人もいる。それが腸との関係ということもわかってきました。

坂の上　だから、だしを出した。

田中　腸の中の何かまでわかっているので、今はそこの開発に入っています。とにかく安心安全で、幾らとっても大丈夫、さらに基礎免疫を高めたり、病気にならない体づくりができることが一番の目的です。

ただし、それをたくさんの人に使ってもらうためには新しい流通網をつくらなければいけない。ここでまた政治力でブロックされたら、何も意味がありません。私のやらなければいけないことは、開発と新しいマーケットづくりです。それは皆さん方一人一人の協力があってできることです。まずは体が資本ですから、そこを少しでも我々がサポートする。皆さんの笑顔づくりができれば、息子の言っていた地球の平和につながるのではないかと思います。

坂の上　私もそう思います。

田中　そこは今からずっとやり続けようと思っています。

坂の上　どの道、コンドリは必要になります。多くの人を解毒して、酸化グラフェンを抜かなければいけません。

田中　日本には、ゼオライトはこれだけしか入れてはダメという変な法律があります。

細川　「ああせい、こうせい（厚生省）」でしょう。

田中　だけど、ワンちゃん用ならゼオライトをふんだんに使っていいのです。

坂の上　犬は人間じゃないからね。エンジェルバンクでNAUをやっていたときに、私の本を読んで感動した人が、安全な肉をつくるために、家畜にゼオライトを食べさせて解毒させて、乳酸菌とかもいろいろやって、ホルモン剤は一切使わず、すばらしい和牛をつくっていました。でも、そんなことができる生産者は、ごく一部です。

ほんべ　もう既にワクチンは始まっているんでしょう。

坂の上　始まりました。今、都道府県で家畜のワクチンが義務化されています。

田中　それを食べた人間にも入ってきますね。

坂の上　チップとか酸化グラフェンが、肉とか卵、養殖の魚、あるいは特定の野菜に意図的に入れられている可能性があります。幾ら拒否しても入ってくるから、ちゃんと解毒をすることが大事です。

Gセラミクスを毎日飲むことは、自分の身を守るすべだと思います。正常な赤ちゃんを産めるように、日本民族が絶えないように、ちゃんとした精子とちゃんとした卵子を持った、ワクチンを打っていない者同士が結婚したほうがいい。もしワクチンを打ってしまっても、Gセラミクスで解毒してから子どもをつくったほうがいいと思います。今は目が1個とか、奇形児がふえているそうです。お母さんも出てきてびっくりですよね。かわいいと思えないんじゃないか。あまりにもひどいのは、医者が「死産でした」と言って殺してしまうこともあるそうです。とんでもない時代です。

そんな中でせっかく生まれてきてくれたのに、何もわからない、拒否もできない赤ちゃんのときに病院でワクチンを打たされます。本当にやめてほしいです。これからのお父さん、お母さんは賢くなって、「母子手帳に書いているものは全部打たなければ」ではなく、全く打たなくてもいいとまでは言わないけれども、そんなに打たなくてもいいのではないかと思います。

田中　全く打たなくていいと思います。実は、滋豊の生まれ変わりがいるんです。滋豊は長男だったのですが、次男が生まれて2カ月後に滋豊は亡くなりました。次男はヒロキといって、今、8歳です。滋豊の件があったので、ヒロキには予防接種は打たせないで、コンドリのだしとか古代食くろごとかを飲ませています。学校からは言われましたけど、「うちは滋豊のこともあるので、ワクチンには疑問を持っていて打っていないです」と言えば全然大丈夫でした。次男は至って健康です。風邪を引いてもすぐ治ります。

坂の上　本来は自己免疫があるんです。生まれたばかりの赤ちゃんは自分で自分を守らなければいけないから、子どもは特に免疫が強い。だから、あんなにがっつりワクチンを打たなくてもいいのです。それなのに、せっかく生まれてきてくれたにもかかわらず、オギャーと生まれたら、すぐに異物を入れられてしまう。ほんべ先生、こういった現状は何とかなりませんか。

ほんべ　よく勉強して、自分で選択することです。ワクチンを打つのも、後になってから「同意したでしょう」という話になる。最初はそんなこと全然わからないのに、「同意書がありますよ」と言われちゃう。

坂の上　私の子どもはミトコンドリア病と診断されました。今は私の食で治ったと思いますが、どうしてこんな病気になったんだろうと考えると、これは何の根拠も証拠もないから言うべきではないと思いますけれども、ポリオワクチンを打ってからおかしくなったのではないかと私は思っています。口が小児麻痺のようにゆがんだり、よだれが垂れたり、歩き方がおかしくなる。寝ているときも、ピクピク、ピクピク、彼の意思と関係なく、神経とか筋肉が勝手に動いています。そういうことが定期的に起こるんです。体が大きくなってくると、グラッと揺れて、フラフラする。飲食店でバイトをしたこともあるけど、運んでいるときにそれが起きて落としてしまったりするんです。自転車も時々危ないぐらいで、よく車の免許を取ったなと思っています。

これは私の推測で、何の根拠もないから間違いかもしれませんが、ポリオと日本脳炎のワクチンのせいではなかったかと思います。私はそのときバカだったので、ワクチンがいいものだと思って打たせてしまったんです。今はそういうことは全くなくて、自然食で治すようにしています。だから、無農薬、無化学肥料で除草剤もまかない「ドクターオーガニックＮＡＵ」（ドクターオーガニックＮＡＵ　http://naumarket.com）という発想になったんです。

◉第六章　質疑応答篇（購読者へのプレゼント）は

↑こちらより受け取りください。

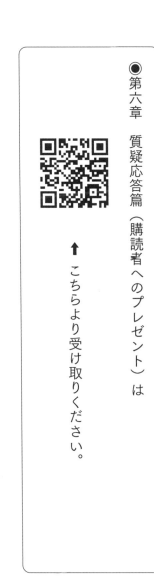

坂の上零（REI SAKANOUE）

1972年1月25日兵庫県生まれで、幼少から独自の世界観を持つマルチタレント。3歳でピアノを始め、自作の物語に即興演奏をつけるなど、芸術への深い興味を示す。

上京後、ジャズピアニストとしてのキャリアをスタートさせ、広告や映像制作での音楽性と独創性が高く評価される。特に、インドでの経験は彼の人生に深い影響を与え、日本とインドの文化的架け橋としての役割を果たす。

マザーテレサからは、その名を冠した音楽を創作する唯一の許可を得た。また、国際金融とITシステムの分野では、革新的な金融システムや電子マネーの開発に貢献し、新しい金融システムと新しい電子マネー、その電子証券化などの発明において、複数の世界特許を取得。日本社会の新たな可能性を切り開く。各種電子マネーと通貨に連動する総合ITシステムとE総合ECシステムのプラットフォームを屈指して、電子マネーやネットバンキングのプラットフォームを供給し、AI生成、売れるLP、EC制作とWEBビジネス、WEBマーケティングを提供している。

インドと日本の間の事業展開、販路紹介、インド、アラブでのビジネス展開のパートナーとして、総合ECや総合ITシステムと連動した国際ビジネスを展開。

政治経済のジャーナリスト、作家、小説家としても活躍し、新自由主義の問題点を批判。

音楽、文学、WEB、AI、IT、金融と多岐にわたる分野で影響を与え続ける坂の上は、持続可能な社会と経済的自立を目指し、次世代の事業家リーダー育成に注力している。作詞作曲、ジャズピアニスト、歌い手としても活躍する傍ら、プロデューサーとしても活躍。

現在は、ITシステム開発、AI生成、WEB制作とマーケティングと主軸とし、日本のみならず、世界を舞台に、国際金融や電子マネーと連結させた新しい最先端分野を切り開くパイオニアの事業家でもある。インド市場と日本、国際ビジネスと国際金融とIT事業を展開中。

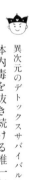

異次元のデトックスサバイバル
体内毒を抜き続ける唯一無二の方法
病い、不調、救える命はこれで救え?!

第一刷　2024年7月31日

著者　坂の上零

取材先　ヒカルランド取材班
田中豊彦／BOSS／細川博司／本部千博

発行人　石井健資

発行所　株式会社ヒカルランド
〒162-0821　東京都新宿区津久戸町3-11　TH1ビル6F
電話　03-6265-0852　ファックス　03-6265-0853
http://www.hikaruland.co.jp　info@hikaruland.co.jp

振替　00180-8-496587

本文・カバー・製本　中央精版印刷株式会社

DTP　株式会社キャップス

編集担当　ソーネル

落丁・乱丁はお取替えいたします。無断転載・複製を禁じます。
©2024 Sakanoue Rei　Printed in Japan

ISBN978-4-86742-397-4

みらくる出帆社
ヒカルランドの

ITTERU BOOKS

イッテル本屋

ヒカルランドの本がズラリと勢揃い！

　みらくる出帆社ヒカルランドの本屋、その名も【イッテル本屋】手に取ってみてみたかった、あの本、この本。ヒカルランド以外の本はありませんが、ヒカルランドの本ならほぼ揃っています。本を読んで、ゆっくりお過ごしいただけるように、椅子のご用意もございます。ぜひ、ヒカルランドの本をじっくりとお楽しみください。

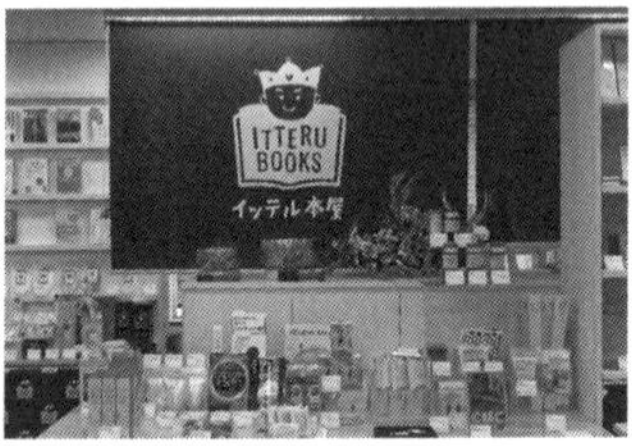

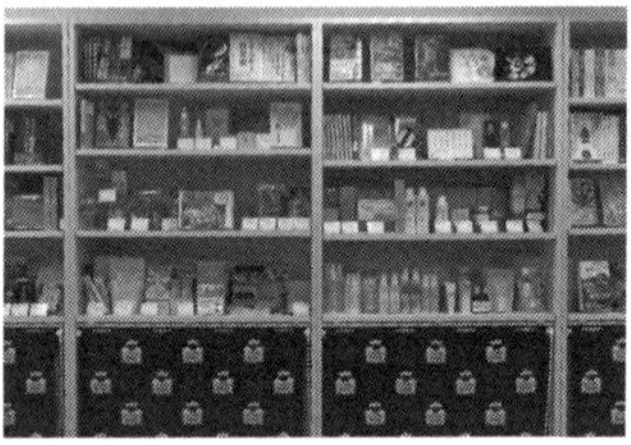

ネットやハピハピ Hi-Ringo で気になったあの商品…お手に取って、そのエネルギーや感覚を味わってみてください。気になった本は、野草茶を飲みながらゆっくり読んでみてくださいね。

〒162-0821 東京都新宿区津久戸町3-11 飯田橋 TH1ビル7F　イッテル本屋

みらくる出帆社ヒカルランドが
心を込めて贈るコーヒーのお店

イッテル珈琲

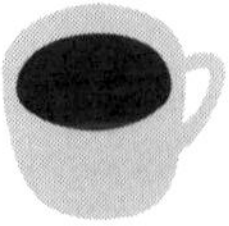

絶賛焙煎中！

コーヒーウェーブの究極の GOAL
神楽坂とっておきのイベントコーヒーのお店
世界最高峰の優良生豆が勢ぞろい

今あなたがこの場で豆を選び
自分で焙煎《ばいせん》して自分で挽《ひ》いて自分で淹《い》れる

もうこれ以上はない最高の旨さと楽しさ！

あなたは今ここから
最高の珈琲 ENJOY マイスターになります！

《不定期営業中》

◉イッテル珈琲
http://www.itterucoffee.com/
ご営業日はホームページの
《営業カレンダー》よりご確認ください。
セルフ焙煎のご予約もこちらから。

イッテル珈琲
〒162-0825　東京都新宿区神楽坂 3-6-22　THE ROOM 4 F

自然の中にいるような心地よさと開放感が あなたにキセキを起こします

元氣屋イッテルの１階は、自然の生命活性エネルギーと肉体との交流を目的に創られた、奇跡の杉の空間です。私たちの生活の周りには多くの木材が使われていますが、そのどれもが高温乾燥・薬剤塗布により微生物がいなくなった、本来もっているはずの薬効を封じられているものばかりです。元氣屋イッテルの床、壁などの内装に使用しているのは、すべて45℃のほどよい環境でやさしくじっくり乾燥させた日本の杉材。しかもこの乾燥室さえも木材で作られた特別なものです。水分だけがなくなった杉材の中では、微生物や酵素が生きています。さらに、室内の冷暖房には従来のエアコンとはまったく異なるコンセプトで作られた特製の光冷暖房機を採用しています。この光冷暖は部屋全体に施された漆喰との共鳴反応によって、自然そのもののような心地よさを再現。森林浴をしているような開放感に包まれます。

みらくるな変化を起こす施術やイベントが 自由なあなたへと解放します

ヒカルランドで出版された著者の先生方やご縁のあった先生方のセッションが受けられる、お話が聞けるイベントを不定期開催しています。カラダとココロ、そして魂と向き合い、解放される、かけがえのない時間です。詳細はホームページ、またはメールマガジン、SNS などでお知らせします。

GENKIYA ★ ITTERU
元氣屋イッテル
Go far beyond
神楽坂ヒカルランドみらくる

元氣屋イッテル（神楽坂ヒカルランド　みらくる：癒しと健康）
〒162-0805　東京都新宿区矢来町111番地
地下鉄東西線神楽坂駅２番出口より徒歩２分
TEL：03-5579-8948　メール：info@hikarulandmarket.com
不定休（営業日はホームページをご確認ください）
営業時間11：00～18：00（イベント開催時など、営業時間が変更になる場合があります。）
※ Healing メニューは予約制。事前のお申込みが必要となります。
ホームページ：https://kagurazakamiracle.com/

元氣屋イッテル
（神楽坂ヒカルランド みらくる：癒しと健康）
大好評営業中!!

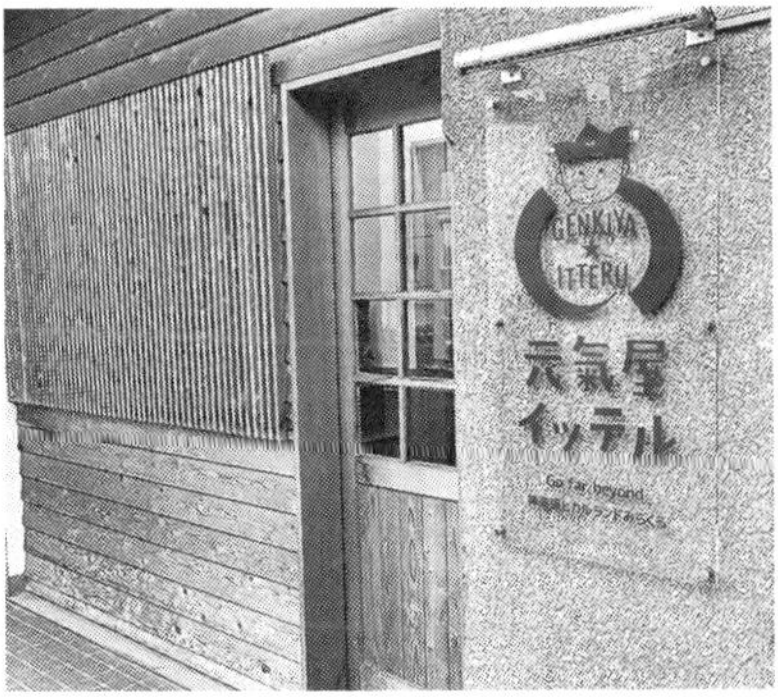

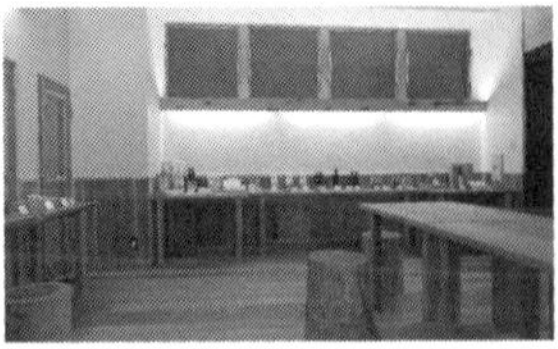
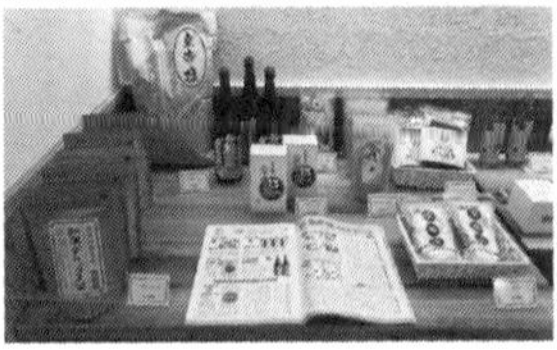

宇宙の愛をカタチにする出版社　ヒカルランドがプロデュースしたヒーリングサロン、元氣屋イッテルは、宇宙の愛と癒しをカタチにしていくヒーリング☆エンターテインメントの殿堂を目指しています。カラダやココロ、魂が喜ぶ波動ヒーリングの逸品機器が、あなたの毎日をハピハピに！　AWG、音響チェア、タイムウェーバー、フォトンビームなどの他、期間限定でスペシャルなセッションも開催しています。まさに世界にここだけ、宇宙にここだけの場所。ソマチッドも観察でき、カラダの中の宇宙を体感できます！　専門のスタッフがあなたの好奇心に応え、ぴったりのセラピーをご案内します。セラピーをご希望の方は、ホームページからのご予約のほか、メールで info@hikarulandmarket.com、またはお電話で 03 － 5579 － 8948 へ、ご希望の施術内容、日時、お名前、お電話番号をお知らせくださいませ。あなたにキセキが起こる場所☆元氣屋イッテルで、みなさまをお待ちしております！

量子オーガニックサウンドを作り出す、
唯一無二の音響空間
ヒカルランド本社1階に誕生!

Hi-Ringo Yah!

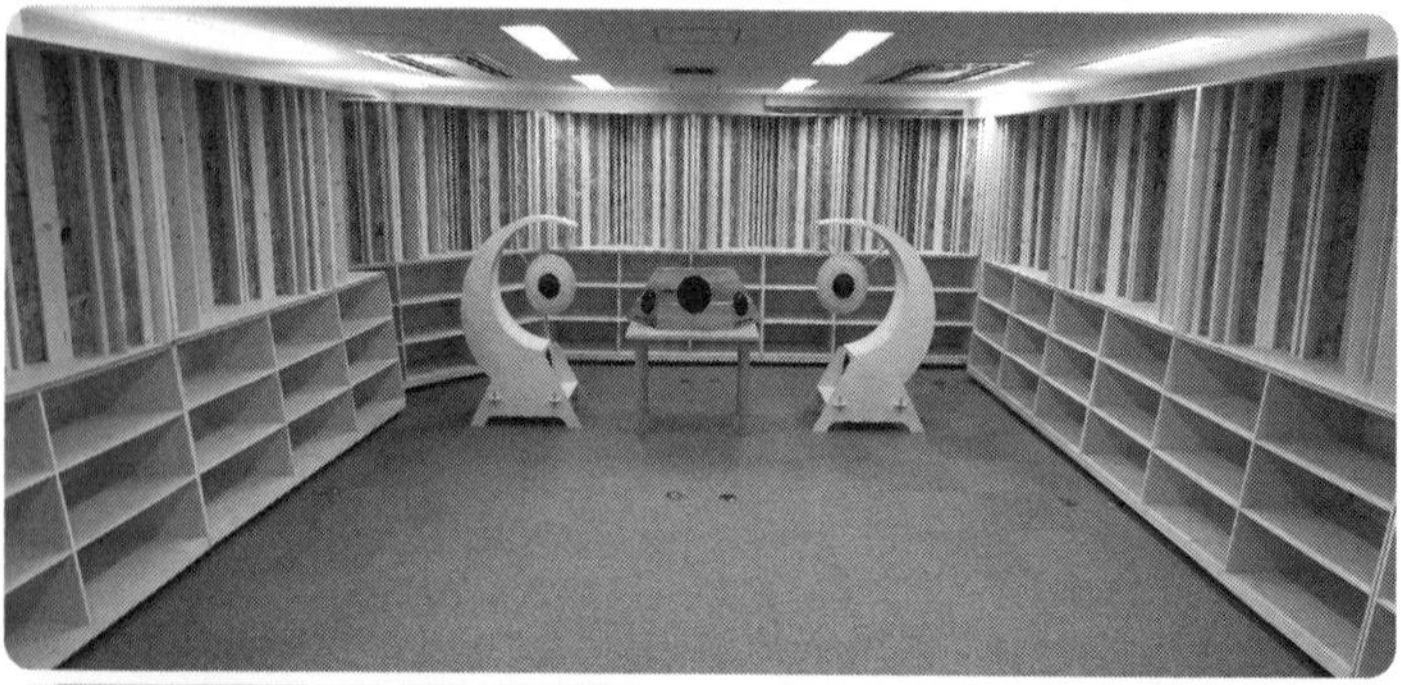

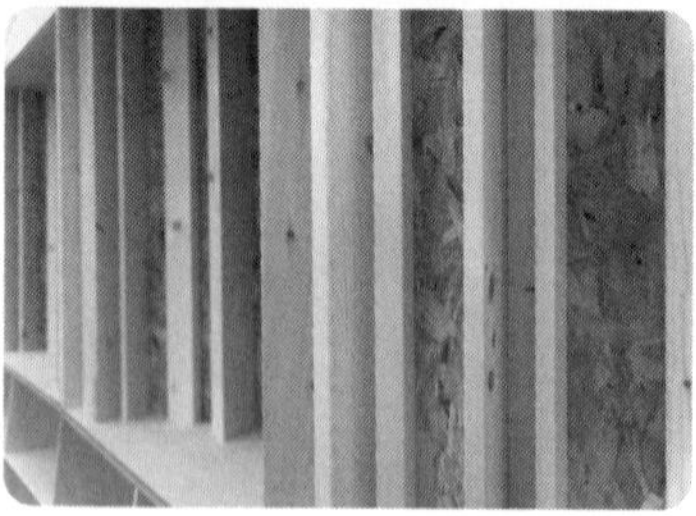

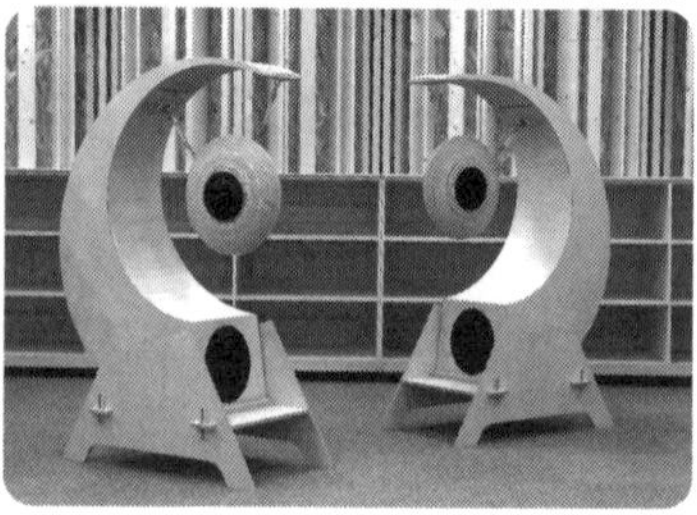

“音のソムリエ” こと藤田武志さんが設計ディレクションを担当した、ヒカルランド本社1階にある「Hi-Ringo Yah!」(通称ヒーリン小屋)。ここは日本が世界に誇る音響建築のプロ「田口音響研究所株式会社」の手によって実現した、唯一無二の量子オーガニックサウンドが味わえる空間です。演奏をメインとした音楽イベントや、レコーディングに適した空間にするため、スタジオ全体に反響版（リフレクター）が設置されているのがポイント！　音は、空気中の分子の振動。それらの振動が「どのような振る舞いをするのか」が考慮されているこの空間では、音を聴いた時の体感がまるで違います。反響版によって反射した音の周波数はすべて異なるようコントロールされているので、楽器の響きがスタジオ全体へと広がり、空間のどこで聴いても違和感がなく、音が心身に染み渡るように感じるのです。量子パワーも加わって、聴く人を芯から最適化。あなたも一度足を運んで、音の中に身を浸す “音浴” を体験してみてください。

ヒカルランド　好評既刊！

地上の星☆ヒカルランド　銀河より届く愛と叡智の宅配便

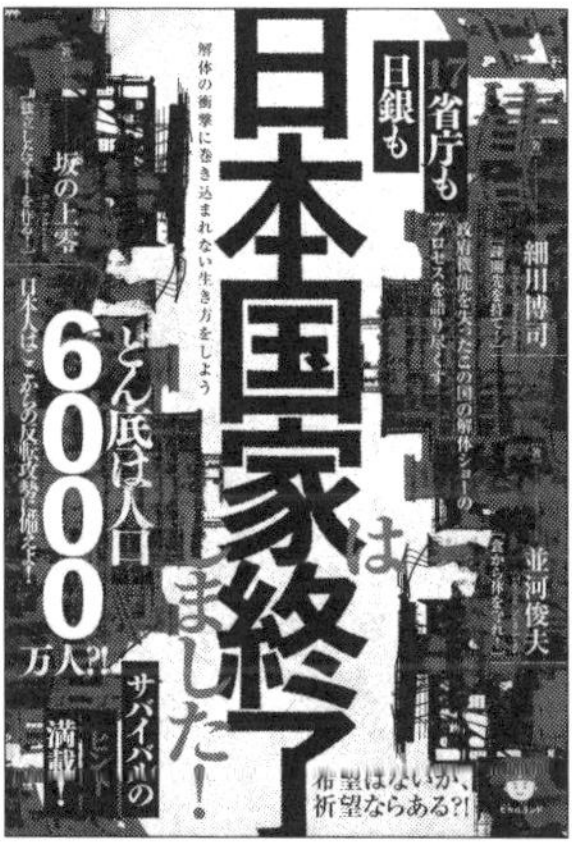

日銀も17省庁も
日本国家は終了しました！
著者：細川博司／並河俊夫／坂の上零
四六ソフト　本体2,000円+税

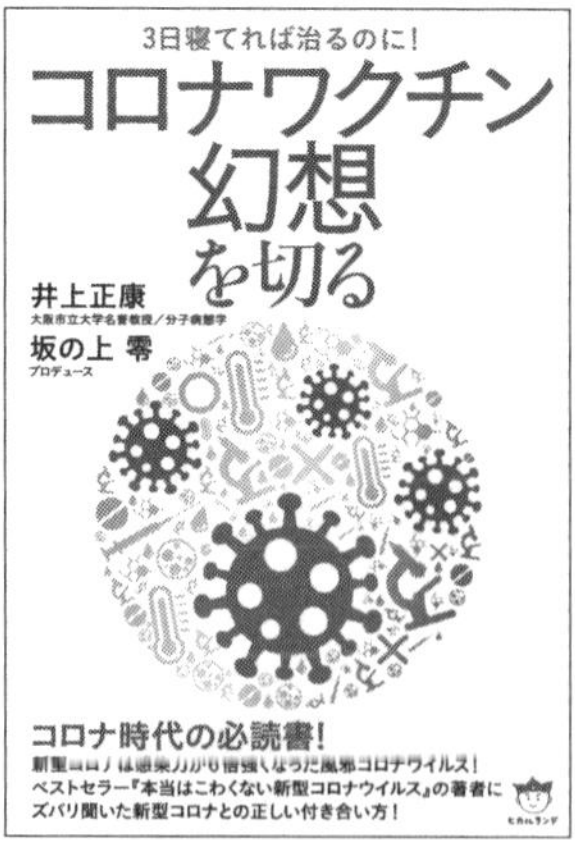

コロナワクチン幻想を切る
著者：井上正康／坂の上零
四六ソフト　本体1,600円+税

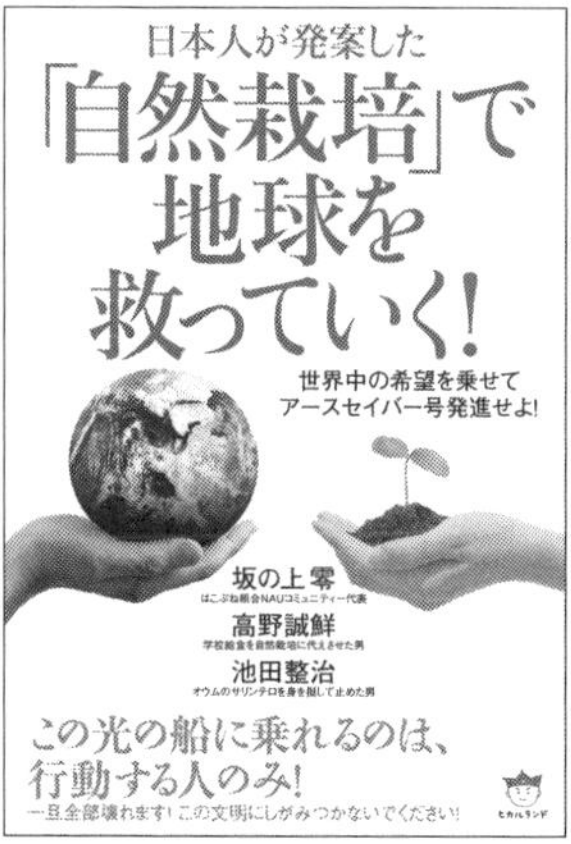

「自然栽培」で地球を救っていく！
著者：坂の上零／高野誠鮮／池田整治
四六ソフト　本体1,800円+税

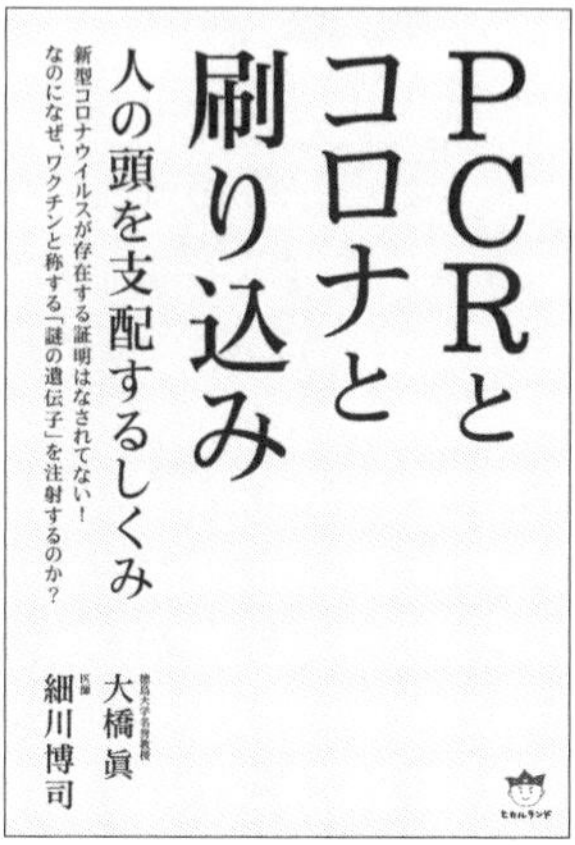

PCRとコロナと刷り込み
著者：大橋 眞／細川博司
四六ソフト　本体1,600円+税

ヒカルランド　好評既刊!

地上の星☆ヒカルランド　銀河より届く愛と叡智の宅配便

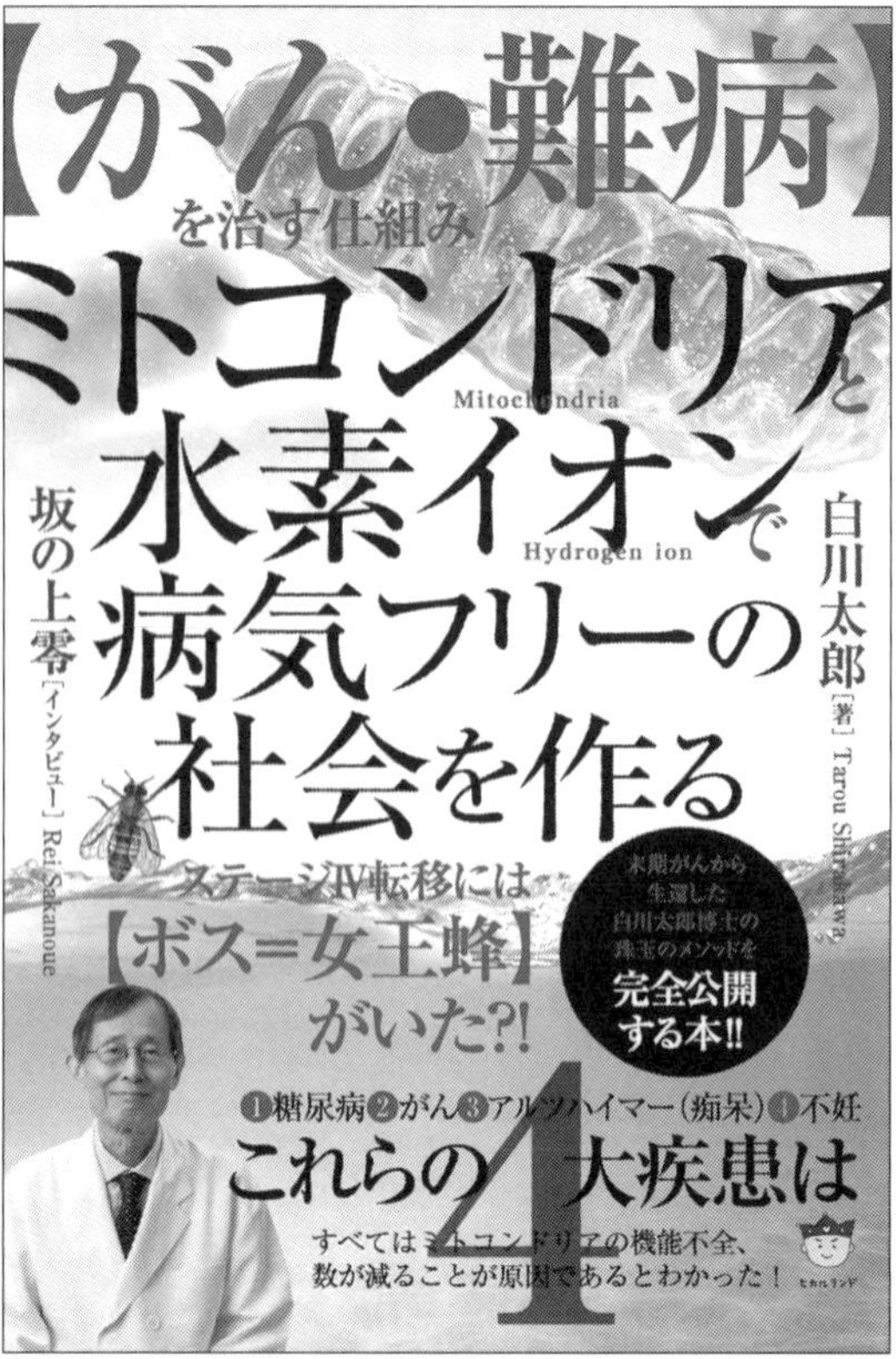

【がん・難病】を治す仕組み
ミトコンドリアと水素イオンで
病気フリーの社会を作る
著者：白川太郎／坂の上零(インタビュー)
四六ソフト　本体2,200円+税